心はどこまで脳にあるか

心は
どこまで
脳に
あるか

脳科学の最前線

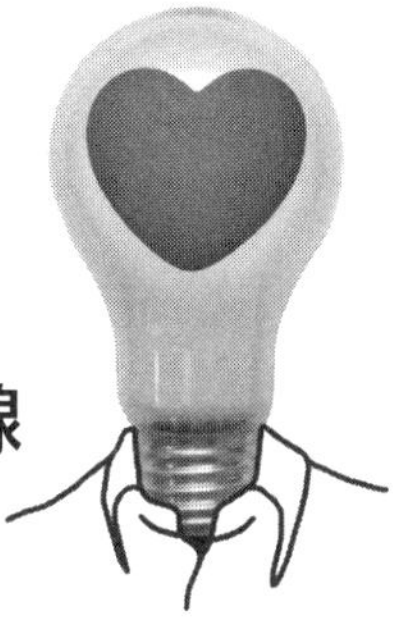

大谷 悟
Otani Satoru

海鳴社

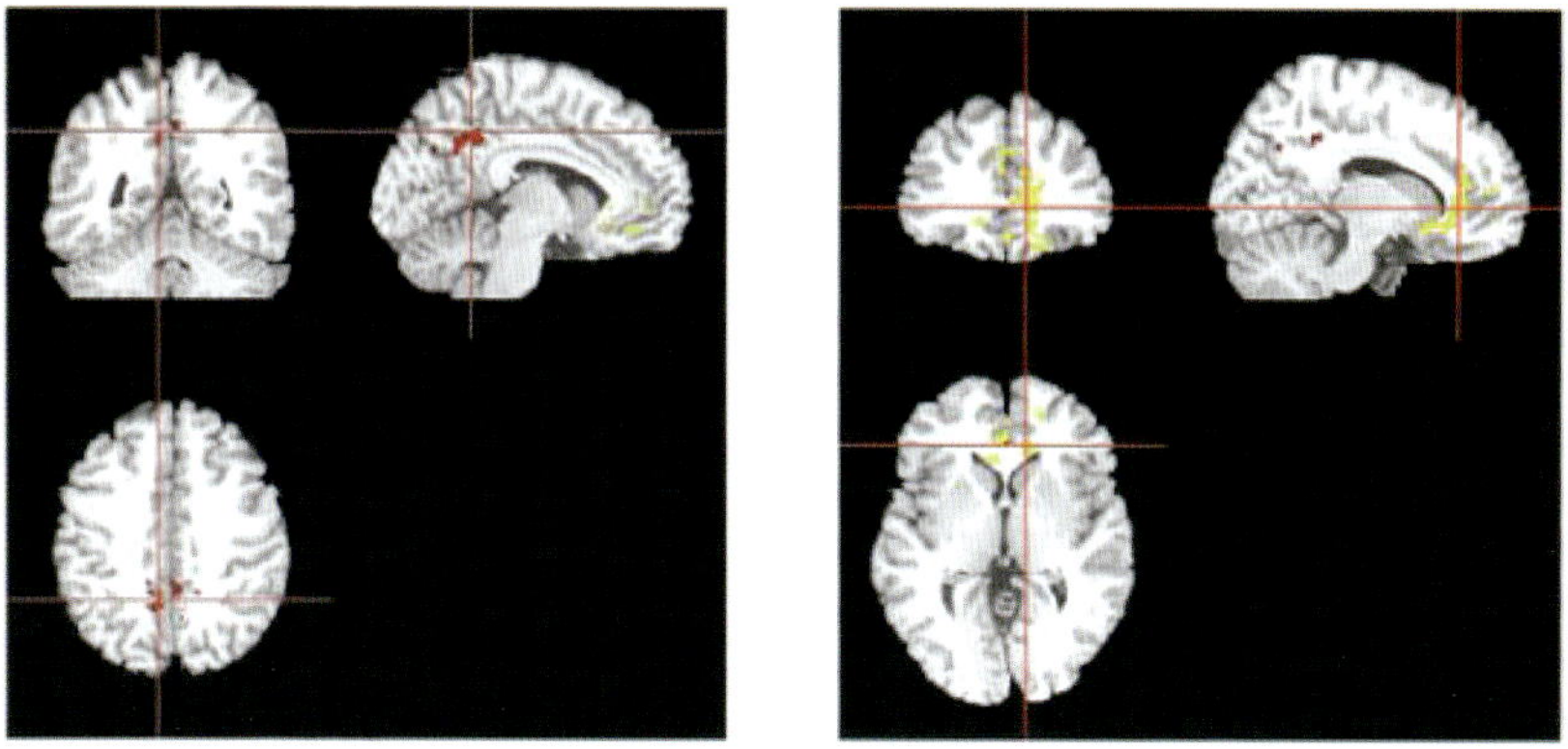

口絵 1　アチターバーグたちの実験の結果。左の図は、被験者の患者たちの脳の帯状回皮質中部と precuneus に発生した活動上昇を示す。右の図は帯状回皮質前部と前頭皮質に発生した活動上昇を示す。Achterberg et al. (2005) より許可をえて転載。

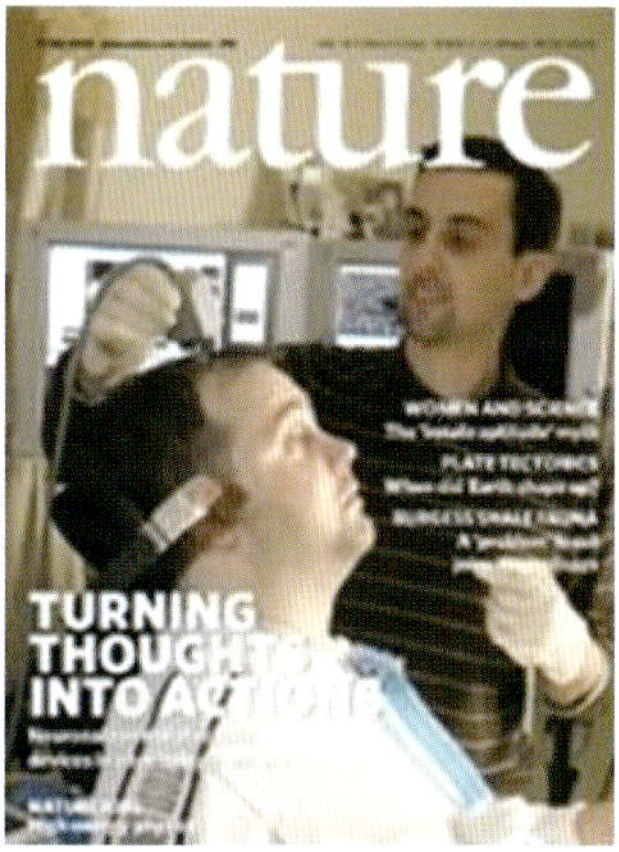

口絵 2　2006 年 7 月 13 日号 *Nature* の表紙を飾ったM・N氏と研究スタッフ。Macmillan Publishers Ltd. の許可をえて転載。

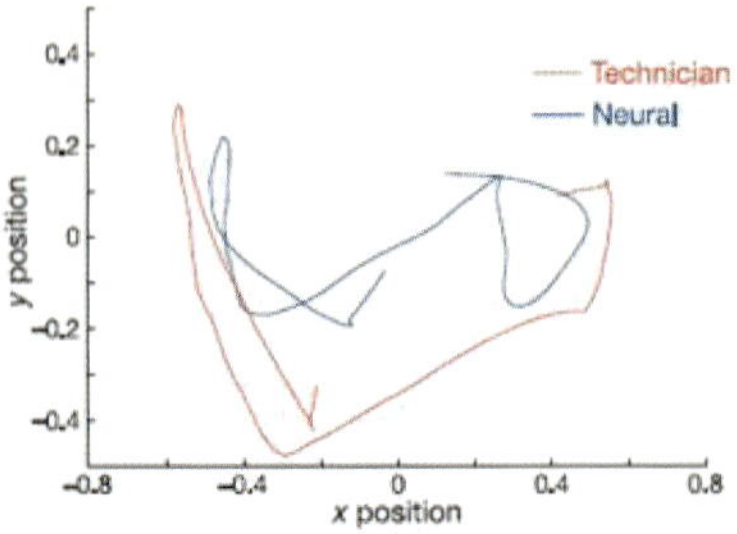

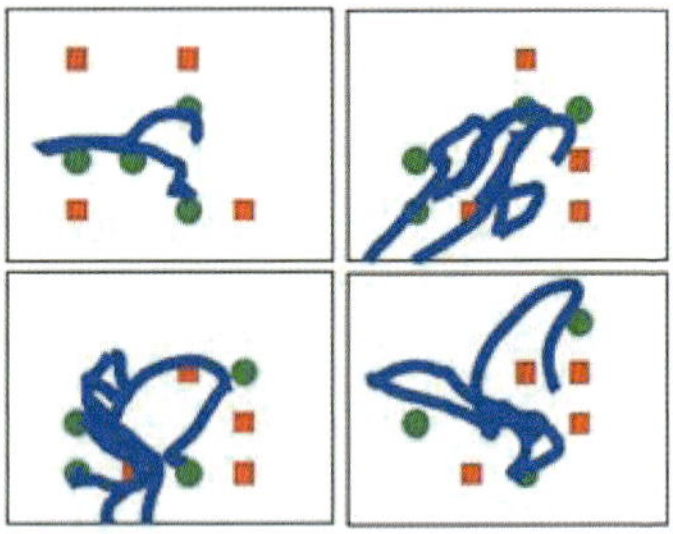

口絵 3　M・N氏の脳細胞が操るコンピューターカーソル。左図はコンピューター画面上で、M・N氏の脳細胞が操るコンピューターのカーソル (青) が、研究スタッフが動かすカーソル (赤) の後をなぞって動いた様子をしめす。右図は、M・N氏のカーソルが、画面上に散りばめられた障害物を避けて動いた様子をしめす。Hochberg et al., *Nature,* **442**, 168 (2006)　Macmillan Publishers Ltd. より許可をえて転載。

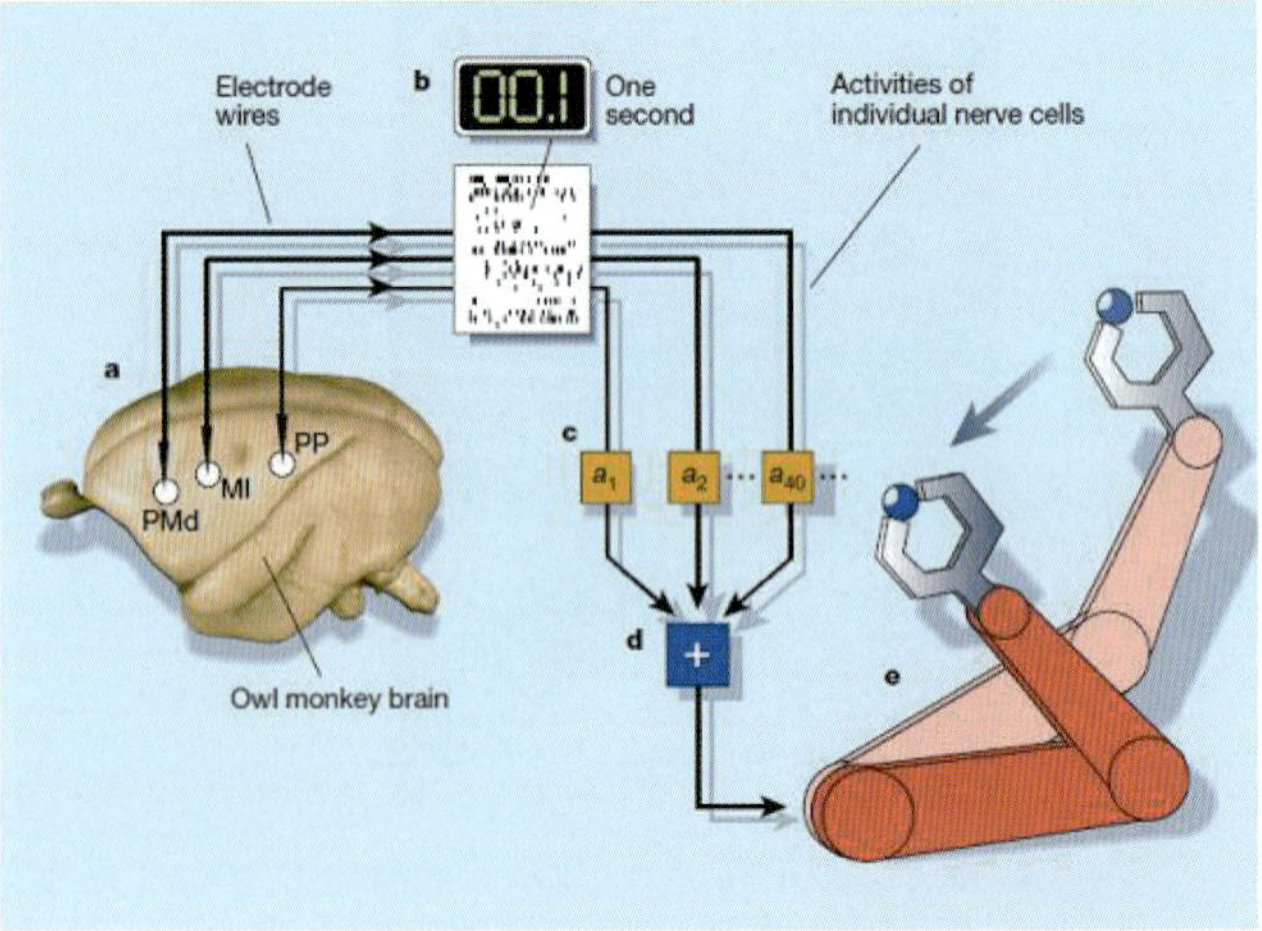

口絵 4　ウェズバーグ たちの実験方法の模式図。ヨザルの皮質表面の複数部位から細胞の発火活動が記録され、それらが加算されてロボット腕のある動きを決定する様子が示されている。Mussa-Ivaldi, *Nature,* **408,** 306 (2000)　Macmillan Publishers Ltd. より許可をえて転載。

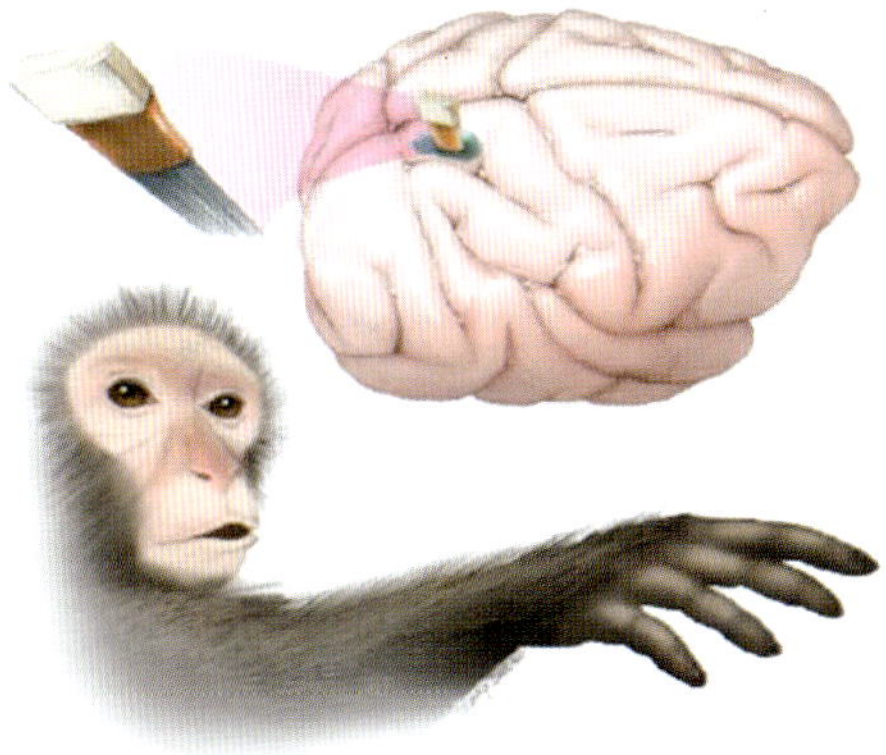

←**口絵 5**　マサラムたちが電極を植えこんだ頭頂葉リーチ領域。この領域はサルが対象にリーチする心的操作にかかわると考えられる。Wickelgren, *Science,* **305,** 162-163 (2004) AAAS の許可をえて転載。

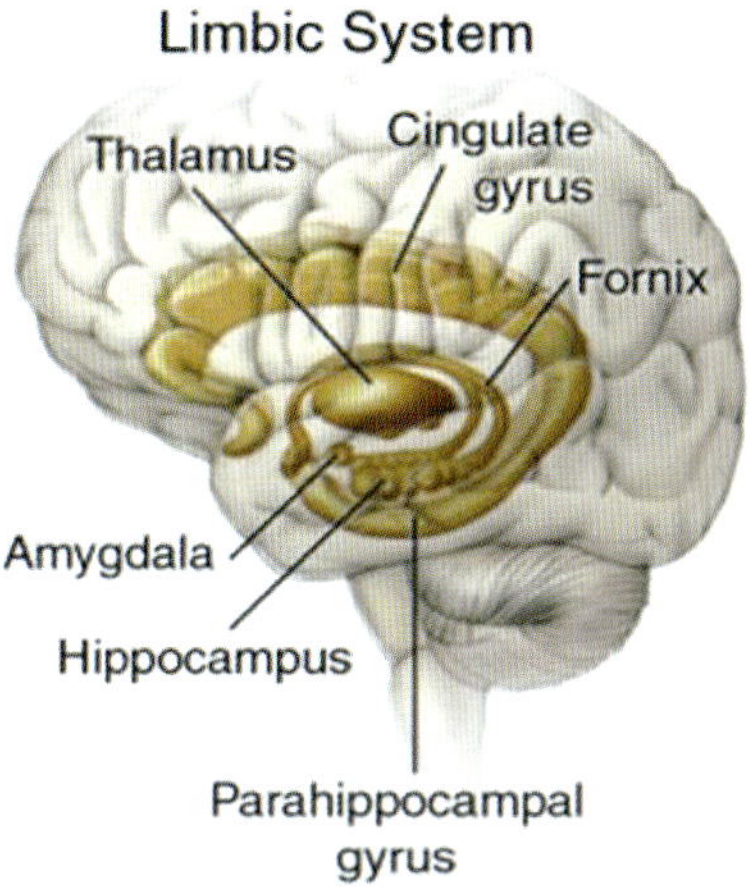

口絵 6→　Amygdala と記されている核が扁桃体である。扁桃体は海馬 hippocampus などを含む辺縁系 limbic system の一部で、これらの構造と機能的・解剖学的に連結している。http://www.ahaf.org/alzdis/about/AnatomyBrain.htm より。Alzheimer's Disease Research, a program of the American Health Assistance Foundation より許可をえて転載。

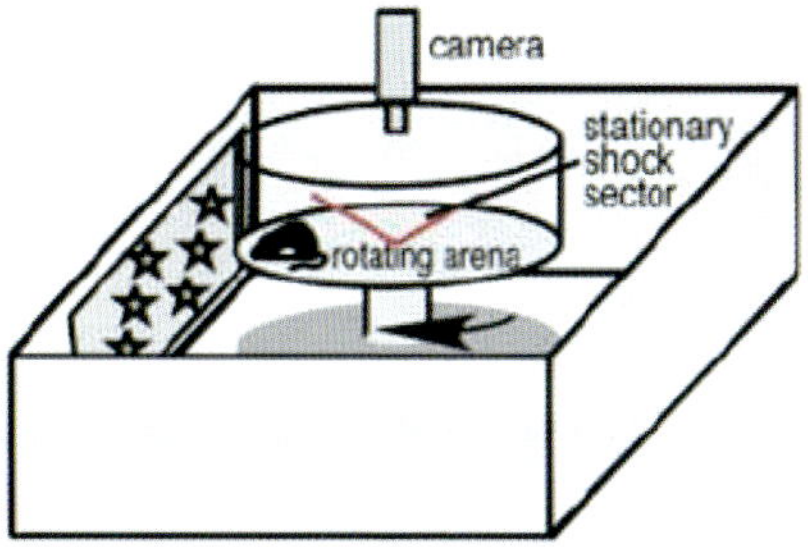

←**口絵 7**　サクターたちがおこなった危険方位察知の空間学習の模式図。中央の円形プラットフォームはゆっくり回転しており、赤で図示された領域に入ってしまうと電気ショックが与えられる。したがってラットは、壁の模様などを頼りにして、その危険方位を覚えることになる。Patalkova et al. *Science,* **313**,1141-1144 (2006) AAAS の許可をえて転載。

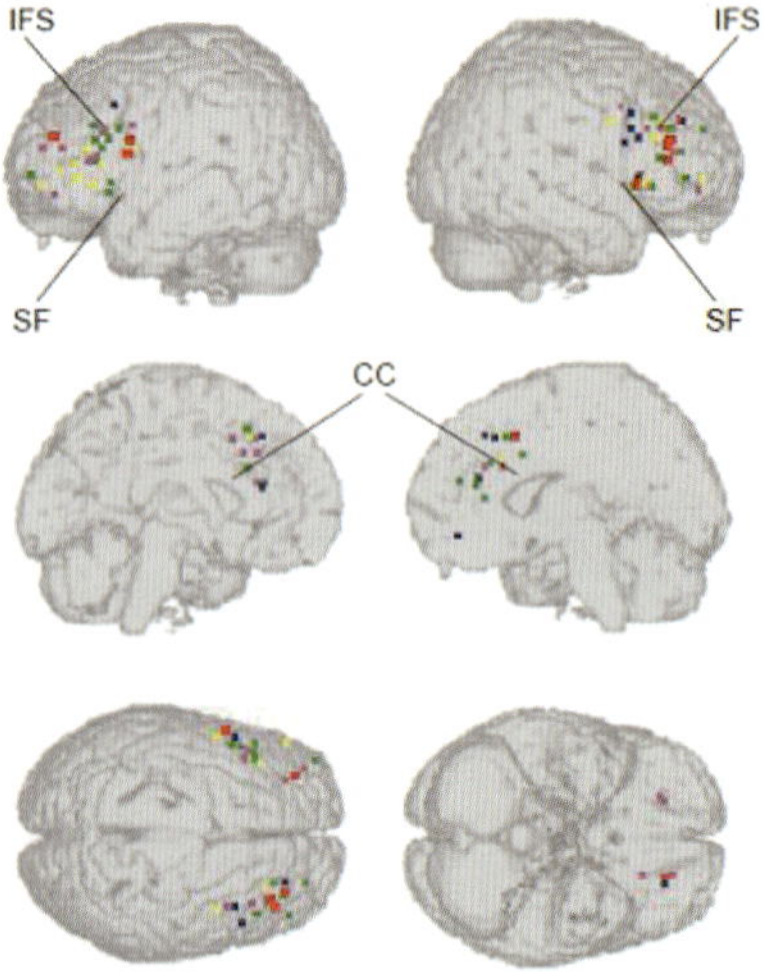

口絵 8　ダンカンとオーウェンの比較考察の結果。五つの違った認知課題で活動上昇が生じた脳部位を違った色で示す。(緑) 反応葛藤、(ピンク) 作業の目新しさ、(黄) ワーキングメモリー (負荷の大小)、(赤) ワーキングメモリー (遅延期間の長短)、(青) 知覚の困難さ。Duncan and Owen (2000) より許可をえて転載。

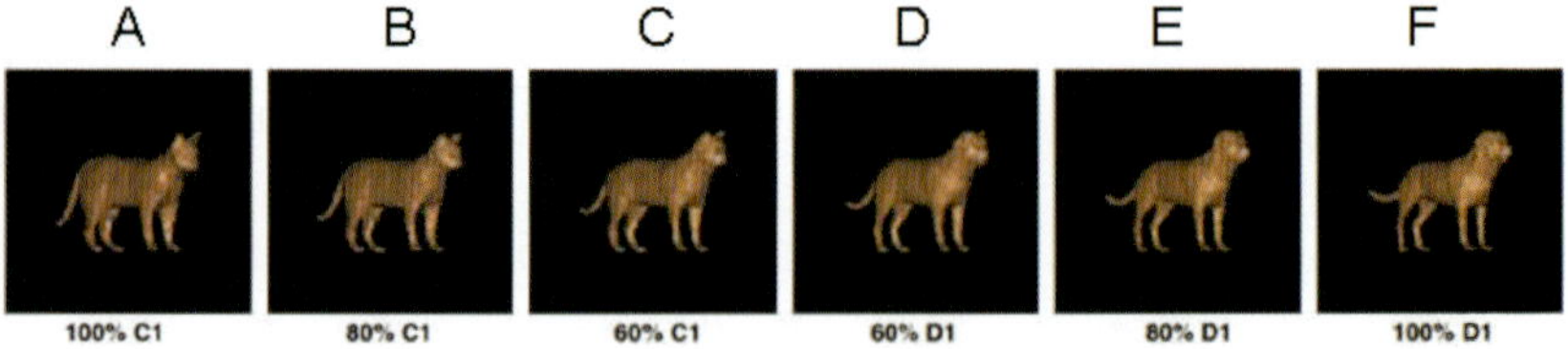

口絵 9　フリードマンたちが合成した六枚の動物写真。A は誰がみてもわかる「ネコ」で、F は誰がみてもわかる「イヌ」。B から E へかけて、ネコにイヌ的要素が次第に混入してくる。Freedman et al., *Science,* **291**, 312-316 (2001) AAAS の許可をえて転載。

目次

序にかえて

――おもしろい脳の本または学者の言いわけ――

二〇〇六年暮れ、西神田の海鳴社に久しぶりにご挨拶にうかがい、辻夫妻と雑談していた時のこと、

「おもしろい脳の本…」

に話がおよんだ。辻氏は訊ねられた。

「現在の脳科学の最先端の研究というと、どんなものですか?」

私は即座に答えた。

「脳―コンピューター・インターフェイスの新技術。トラウマ記憶を消すことができるかという話。それにやはり、統合失調症や注意欠陥多動性障害(ADHD)に関係ある前頭葉の機能と、ドーパミン……それから、互いに離れた人間の間で脳波が伝わるかもしれないというテレパシーの研究もありますね」

自己流「最先端」ではあったが、これらはすべて「こころとは何か」という人類最大のナゾにつながる研究領域である。この構想がそのまま本著の原型になり、私は本著で「こころ」について、一応私なりの決着もつけたいと考えた。

ただ私は、「おもしろい」という部分にイマイチ自信がもてなかった。というのも、二〇〇〇年に辻氏のご厚意で世に出た前著『みちくさ生物哲学』は、書いた本人にとってはあんなに「おもしろい」ものはなかったのに、どうやら一般には、非常にマジメで難解な本と受け取られているようだからである。幸い前著は玄人すじ読書家の受けはまずまずで、渋沢・クローデル賞特別賞（日仏会館と毎日新聞社の共催）までいただいたのだから、ヘンなのは私一人ではないはずだ。だがやはりごく一般的な意味で「おもしろい」かというと、必ずしもそうとはいえないようなのだ。

つまり、私がおもしろいと感じることと、他の人がおもしろいと感じることとの間にある開きが気になる。

当然ながら、本はある程度売れなかったら出す意味がない。「売れなくても存在自体に価値がある本」というのもあるらしいが、村上春樹（1949—）もかつて言ったように、「文明とは伝達」だ。本当に売れなくていいなら日記をつけていればよい。そこで私は、本著の筆を起こすにあたって、あることを自分に課した。

「未来をになう若い人たちに読んでもらうために書く」

という態度で臨んだなら、こんな私の書くものでも少しはおもしろくなるかもしれないと考えたのである。この試みは成功したかどうか。少しでも成功していればこんなにうれしいことはない。

＊

ただし私は最小限の節度も自分に課した。それは、研究結果の過剰解釈は避ける、くだけた表現を使っても内容のレベルは落とさない、という点であった。昨今の脳科学ばやりの日本でときどき見受けられるような、

「こうこうすれば頭が良くなりますよ」

「こうこうすれば注意障害が直りますよ」

という「ハウツー本」タイプの内容を織りこめば、おもしろくはなるかもしれない。しかしそれではいわゆるいい加減な本になってしまいかねない。学者の矜持が許さないわけである。たとえば、

「ある快適な心理状態のとき脳内でドーパミンが放出されているから、快とドーパミンとは関係があるらしい」

といえばそれは科学的推測 speculation の範囲で、私もやっていることだ。しかし、

「ある快適な心理状態のとき脳内でドーパミンが放出されているから、ドーパミンが放出される条件を

選んで生きればあなたはハッピーになれる」といえばこれは誇大広告で、高じれば詐欺である。「ハッピー・幸せ」にそんなにカンタンになれるわけがない。なれるなら専門家の私がまずなっているだろう。最近の「脳トレ」ブームも大同小異である。

話題性や日常生活への関連には気を配るが、いい加減なトンデモ本とは一線を画する科学エッセー本。遊びながらも実のところは大マジメな本。吉行淳之介（1924—1994）ふうにいえば、「柄は悪いが品は悪くない」本。それを私は目指してみた。そのためやや専門的な話にまで及んだ部分もできたが、学者の矜持を汲んで読みすすんでくださるとありがたい。

＊

第一章から第四章までが、非常に興味ぶかい学術研究の最新成果の話である。これがストレートな意味での脳科学の最前線だ。ただ、選んだ話題には日進月歩の遺伝子工学のテーマは含めなかった。ひとえに私自身の力の限界のためである。そのあと第五章で、これらの科学議論からはみだしてしまった部分をまとめて扱い、総合的な考察をほどこすことにした。ここに私のいわゆるホンネが述べられており、それが一ひねりした意味での、脳科学の最前線で、私はこれにあえて「脳科学のアヴァンギャルド＝前衛」という章タイトルをつけた。多少の宣伝を許していただければ、性質上、この第五章が、前作からの直接の発展になる。前作を読んでいない方は、もしこちらのほうにも目を通していただけると作者冥利につきるというものだ。

＊

ひとつ付け足しがある。その前作で私は、無知ゆえにいくつかの間違いをおかした（たとえばラテン語「ergo」の意味を早とちりして間違えた！）。また歯切れよくするために、意識して断定口調を多用した。生意気に聞こえた部分もあったろう。これらのためか、「いい加減なことを言うでない」と取れる批判をくれた、いやくださった、著名な方があった。そこでこの場を借りて広くお断りする。無知ゆえの誤りや、断定口調の多少の行き過ぎを認めるのにはやぶさかではない。不肖私には及ばないところもあったろう。しかし私は「いい加減なこと」を言った覚えはひとつもない。これは本著にもさらにいえることである。

海鳴社の辻信行氏にはまたまた多大なご尽力をいただいたので、厚くお礼を申し上げます。辻和子氏には編集校正でお世話になりました。また原稿の段階から細かい助言をしてくれた、大学時代以来の盟友・江口淳一氏にも厚く感謝いたします。挿絵は私たちの共通の知人・兵藤崇之氏が担当してくださいました。研究の具体的な面などでは、モントリオール・マッギル大学 McGill University 助教授・後藤幸織氏との親しい意見交換が大変役に立ちました。亡父と母への感謝も申し述べたいと思います。
ただ、私のような者が、異国で朽ち果てもせず、とにかく安定した精神生活が送れるのは、アンヌの長年のサポートのおかげです。彼女がいなかったなら私は今ごろここでこんなことを記してはおりますまい。そこで本著は彼女に捧げたいと思います。

パリにて　著者

二〇〇八年うるうの二月

第一章　脳とＥＳＰ研究
——不思議な現象を探究した学者たち——

不思議な現象への憧れ

本章で、私はあえて臨界領域の研究をとりあげてみることにした。それは最も一般には extrasensory perception（超感覚性知覚）、つまりＥＳＰと呼ばれる一群の現象についての研究だ。ＥＳＰはしばしば「超能力」と同視されて、未来予知・透視・念力など、その力を持っていると公言する人たちが、意志的に披露する不思議な力とされることが多いようだが、ここではＥＳＰをその原義にもとづいてとらえてみたい。つまりそれは、

「本人が意図するしないに関係なく、時空間的な制約を無視したかのようにして発生し知覚される現象。いわゆる科学的唯物主義 materialism 世界観（注1）によってはうまく説明ができないような種類の現象」

である。だからこれには「超能力」もふくまれるが、「偶然の一致」とふつう呼ばれるあの「共時性synchronicity」現象もふくまれる。ご存知と思うが共時性とはカール・ユング Carl Jung(1875―1961)が作りだした概念で、意味的に関連のある複数のできごとが、確率的に考えたら起こりえないような同期性をみせて、同一人物によって感知されるという現象を指す。これのもっと詳しい原理的解説は本章のまとめで行なうことにして(五八ページ以下)、そもそも私がESPなどという「うさん臭い」と思われそうな現象を紹介しようと思ったのには理由がある。一つには、私自身が共時的としか言いようのない体験を何度もしてきていること。もう一つは、共時性そしてある種のESP現象は、つきつめてゆくと、私たちの認識の根底を揺さぶるような考えを誘起するものであると、私には思われるからである。

……まあここでは小むずかしい議論はひとまず置いておいて、以下に私自身の共時性体験をひとつ紹介してみたい。ちょっと古い話になるが、あまりにできすぎていたのでよく覚えている例だ。私がパリに住み始めた一九八九年のある朝起きたことである。

(注1)簡単に言えば、この世界はモノだけからできていて、すべての事象はモノたち相互のかかわりがかたち作るところの、時空間的に連結した「因果関係 causality, cause and effect relation」から成りたっている、とする立場。だから「因果関係」が認められない現象はありえない。たとえば、まだ起きていないできごとが現在に影響を与えたり(時系列の無視)、空間的に連結していないモノ同士が相互に影響を与え合ったり(空間系列の無視)することは、ありえない。

偶然の一致とコマネチ

北野武（1947―）は今やフランスはじめ諸外国では「映画監督キタノ」として有名だが、彼がまだ、ただの漫才師「ビートたけし」だった三十年近く前にはやらせたギャグに、

「コマネチ！」

というのがあった。知らない人のためにちょっと解説すると、コマネチとは、一九七六年モントリオール・オリンピック体操競技で活躍したルーマニアの「白い妖精」ナディア・コマネチ Nadia Comaneci（1961―）のことだ。コマネチは白いレオタード姿が可愛い当時十四歳の少女だった。だがものすごい才能の持ち主で、オリンピック史上初の一〇点満点を出したのは彼女である。ビートたけしは漫才の舞台で、このコマネチのレオタード姿を自分の股を手刀で切り上げる格好をしてまねし、

「コマネチ！」

と短く叫ぶのである。ただそれだけなのだが、漫才の途中脈絡なくやるのでやけに可笑しく、かなりの笑いをとっていた。

さて一九八九年初冬のある朝のこと、私は仕事に出かける用意をしながらなぜかこのギャグを久しぶりに思い出し、一人クスクス笑っていた。そのあと出勤途中、私はいつものようにバスティーユ広場のキオスクでインターナショナル・ヘラルド・トリビューン紙を買い求めた。新聞を広げてみて驚いた。

なんと一面に写真入りでコマネチの記事が載っているではないか！　それは彼女の突然のアメリカ亡命を報じる記事だったのだが（調べてみるとコマネチ亡命は一九八九年十一月二十七日から十二月一日にかけて起きたこと）、なにしろ突然の事件なのだから、私はそんな事態が進行しているとは当然知らなかった。また記憶にあるかぎり、私はそれまで長い間コマネチのことなど思い出したことはなかった。だいたいコマネチは現役引退して久しかったので、彼女の記事が新聞に載ることさえ、もうほとんどまったくなかったのだ。だからこれは驚くべき「偶然の一致」だったのである。

今考えてみると特にその頃の私には、このような不思議な体験が頻発していて、それはふつう「何か頭に浮かんだ光景や人物にその少しあとに直接あるいは間接に出くわす」という形をとった。ただ共通していたのは、「何か起こるかな」と意識し期待した場合には決して起こらないという点だった。このことから私が予言者になれないのは明らかである（注２）。

（注２）唯一例外に近い体験が二〇〇一年に起こった。手前味噌になるのを承知で書くと、私は前著『みちくさ生物哲学』（海鳴社、二〇〇〇年）を書きながら、しばしば尊敬する加藤周一（1919―）のことを考えていた（私が所有する全集は「加藤周一著作集」全二四巻だけである）。そして「いつかこの文章が加藤の目にとまることがあるだろうか」と途方もないことを夢想していた。ところが、この本が第十八回「渋沢・クローデル特別賞」をいただいた。その賞の審査委員長がなんと加藤周一であった！　……ただこの場合でも私は、予言はできず、むしろそんな予感を終始打ち消していたのであるが。

さて科学的唯物主義世界観においては、このような壮絶な偶然の一致も、文字通り「偶然chance」なのであって、そこには別段それ以上の深い意味はないのである。この私だってれっきとした職業的脳科学研究者で、科学者のハシクレなのだから、ふだんはこの考え方を採用している。しかしながら、疑り深い学者の性格はここでは逆方向にわざわいし、

「もしかしたら何かあるのかも……」

と思ってしまうのもまた事実なのだ。……いったいに、全く中立の立場にたってみると、科学的因果律というのも案外脆弱な基盤の上に成り立っているようにも思えるし、偶然には起こりえないような確率で起きているのだから、それは偶然ではなく必然に違いない、と言うことも、まあできなくはないだろう。

また、機構的に考えればかなり低い可能性だろうが、たとえばあの朝私の住むアパートの下の通りを、知人か誰かがコマネチ亡命の記事を読みながら歩いていて、彼の脳に起きた変化が私の脳に影響を与えた、という筋書きを仮定することも、論理上の整合性という点に限れば、不可能ではないかもしれない。……などとごちゃごちゃ理屈をこねているのは、実をいうと、正にこの筋書きを想定し、それを科学的に証明しようとした研究者たちがずいぶん前からいたし、今でもいるからである。私は最近この事実を知り、それら研究のすべてを「イカサマ」と斬って捨てるにはどうやら早すぎるということに気づいて、正直驚いた。

そこでまずは次の項で、この種のいわゆる「テレパシー telepathy」の存在を支持しようとした研究群の、その草分けの一つを紹介してみよう。

一卵性双生児間の脳波伝達

それはもう四十年以上も昔の一九六五年、アメリカの権威ある科学誌「サイエンス Science」に掲載された研究論文である。一卵性双生児どうしの間で脳波の伝達が生じたというのである (Duane and Behrendt, 1965)。

昔から双子の兄弟姉妹というのは、一方が感じていることを他方も感じることができるとか、一方が危険な目にあうと他方はそれを察知するとか、まことしやかに言われている。この論文の書き出しにも次のような記述があるから、これは日本だけの言い伝えではないようだ。

「一卵性双生児の一方が病気になったり傷を受けたりした時、遠く離れた場所にいるそれを知らない他方にも影響が及んだ、という話は、非科学的文献では枚挙にいとまがない」

フランスでもそういう話は言い伝えとしては確かにあるという。学生によると、そのようなテレビ番組の特集が組まれたこともあるそうだ。だが日本と同じく、客観的な事実としての位置はまだ勝ち得てはいないようだ。

さてこのような現象に興味を抱いたジェファソン医科大学のデュアンとバーレンドの二人は、次のようなおもしろい仮説を立てた。

「アルファ波と呼ばれる、毎秒八〜十三回の振幅をもつ脳波の一種を光刺激で人工的に起こすと、気分が悪くなる患者がいる。もしこれを一卵性双生児の一方に起こしてみたらどうなるだろう？　世間の言い伝えが本当なら、双子のもう一方も気持ち悪くなるのではないだろうか」

しかし問題があった。光刺激で気分が悪くなる患者の確率が低いうえ、その患者に一卵性双生児の兄弟姉妹がいる確率まで加わるとなると、そんな例をみつけるだけでも一苦労なのだ。そこでこの問題を乗り切るため、彼らは次のような一計を案じた。

「アルファ波は、目を閉じたり単純なパターンを凝視したりするだけでも発生する。病態に陥る陥らないは別として、このアルファ波を測ればよいのではないか。つまり、もし双子の間で病態の伝達があるとすれば、それはアルファ波が遠距離を伝わっていくのが原因になっているのかもしれない。とすれば、このアルファ波の発生が、互いに離れている双生児間で観察できるかもしれない」

これだったら、実験に協力してくれる一卵性双生児の兄弟姉妹を募るだけでよい。また、物理的に隔離された二人の人間の間で脳波が伝わるとなれば、それだけでも一大事、トップニュースであろう。

こうして彼らは十五組の双子のカップルをリクルートした。そしてそれぞれを六メートル離れた個室に隔離し、一方に目を閉じたり開いたりさせて、アルファ波を起こした。そして同時に、もう一方から脳波を測定したのである。
彼らの予想は的中した。十五組中二組だけではあったが、双生児間で、アルファ波の同期的な発生が確かに確認されたのである（図1）。彼らはこれをアルファ波の「超感覚性誘発 extrasensory induction」と呼び、念のため、血のつながらない者同士も組んで同じ実験をしてみた。だがこの場合は「超感覚性誘発」はまったくみられなかった。

一体これはいかなる現象なのだろうか？
デュアンとバーレンドは、こんなことを書いている。（大谷訳。以下同）
「超感覚性誘発が見られた二組は、二十三歳

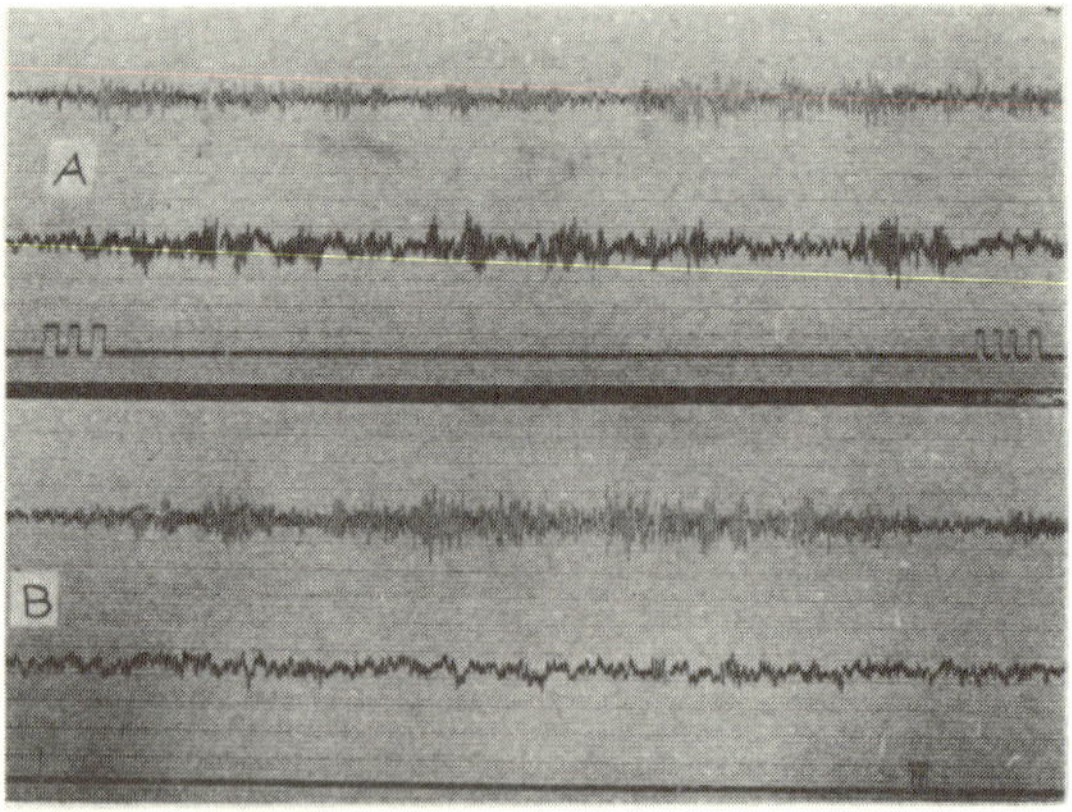

図1　図Aは、目を閉じた被験者の脳波に発生したアルファ波と、別室にいる一卵性双生児の脳波に同期発生したアルファ波状の揺れを示す。図Bは、このアルファ波の同期発生は、血のつながりのない被験者間ではみられなかったことを示す。Duane and Behrendt ,*science* **150**, 367(1965) より許可をえて転載。

と二十七歳の、知的な、教育ある、落ち着いたコーカサス系男子である。一方、超感覚性誘発が見られなかった他の十三組は、コーカサス系、あるいはニグロの、男女で、彼らに特徴的だったのは、実験手法に対する顕著な不安と懸念であった。これに反して超感覚性誘発がみられた二組は、生物学に関する予備知識があり、実験にのぞんでも比較的平然としていた」

一九六五年といえば、キング牧師などの運動によりアメリカ黒人（アフリカ系アメリカ人）にやっと選挙権が与えられた年だ。まだ「ニグロ」などというあからさまな表現が許されていたらしい。……まあそれはともかく、デュアンとバーレンドは、

「適当な条件下では一部の一卵性双生児のあいだで、超感覚性の脳波の遠距離伝達が生じる」

と結論した。だがそれ以上の推測は、学術論文の常として、注意深く避けた。

この研究には後日談がある。

当初この研究はメリーランドにある国立衛生研究所National Institute of Health (NIH)が資金援助して行なわれたとされていた。だが実は資金援助したのはＣＩＡであった。二〇〇三年に暴露されたのである(Radin, 2004による)。

ＣＩＡが何のためにこんな研究にカネを出したのか?

それはたぶん国防戦略のためだったろう。遠距離でケイタイも使わず意思疎通できる人間なんて、ス

パイにもってこいである。ソ連との冷戦たけなわのこの頃、そんな人間の養育の可能性——それがどんなに遠い可能性であったにせよ——にＣＩＡは興味を示したのだと思う。

社会的にもこの研究は当時大きな反響を呼んだらしい。その後、とくに七〇年代に、多くの類似研究がおこなわれ、そのいくつかは右の結果を追試できたという。ただデュアンとバーレンドの右の実験に限っていえば、脳波測定が行なわれた二つの部屋には電磁気的な隔離がほどこされていなかったことなど、批判はあった(Tart, 1965)。このような手法上の問題が整理され、この種の研究がふたたび隆盛を見るのは、私が知るかぎり世紀も変わったつい最近のことだ。

それら一連の研究をこのあと紹介することにするが、ただその前にぜひとも、年代的にはこのデュアンとバーレンドの研究の少し後、一九七〇年代初めに世間を騒がせた「超能力ブーム」について触れておきたい。私たちの年代にとっては懐かしい思い出だが、改めて調べてみるとこれがかなりのびっくりものである。これが本当なら一体いかなる現象なのか、と頭を抱えたくなるほどのものだ。

超能力者ユリ・ゲラーとパット・プライス

①ユリ・ゲラー

私がまだ中学生だったころ「超能力ブーム」が起こった。一番よくテレビに登場していたのは「スプーン曲げの関口少年」と呼ばれた小学校高学年くらいの子供だった。関口少年はテレビカメラに背を向けてかがみこみ、床におかれたスプーンをすばやく手にとって肩越しにカメラに向かって投げる。落ちたスプーンをみると、まっすぐだったものが首のところでぐにゃりと曲がっている。金属製のスプーンを、しかも片手で、そんなにすばやくひしゃげさせるのは大人でもふつう無理だから、これは念力によるものだ、ということであった。今でもよく覚えているが、ある生番組で関口少年は、

「水槽の底に沈められているスプーンを念力で曲げろ」

と注文され、必死の形相で底を睨んでいた。私は半信半疑ながらも、いつ曲がるかと興味しんしんで見守っていた。司会者も小声で、

「じーっと念じています。しかしまだ曲がりません。さて曲がるのでしょうか」

などと言っている。だがそのうち時間が来て番組はそのまま終わってしまったのである。

ごく普通に考えれば、いくらなんでもそれは曲がらないだろうと思うところだが、当時はみんな結構マジメに期待していたものだ。この関口少年はその後詐欺で逮捕されたりして、彼の信用は失墜した。

この関口少年の元祖、超能力ブームの火つけ役がユリ・ゲラー Uri Geller (1946—) である。インターネット百科事典・ウィキペディア Wikipedia によればモデル経験もあるというくらいのハンサムなイスラエル人で、日本にも招待され大きな話題を呼んだ。現在はイギリス在住で、かなりセレブリティな生活を送っているらしい。

この人物の登場は一種衝撃的であった。なにしろ指先でこするだけでスプーンをぐにゃりと曲げたり、テレビを通じて念力を送るだけで、視聴者が握りしめた壊れた時計の針を動かしたりできるのである。当然単なるイカサマかマジックにすぎない、との批判は非常に多かった。だがそのような批判に対してゲラーはこう答えたという（http://en.wikipedia.org/wiki/Uri Geller 参照）。

「同じことをマジシャンはトリックを使ってできるだろう。しかし私は念力psychic powerを使ってやっているのだ」

このユリ・ゲラーの不思議な力を科学的に検証しようとした学者がいた。アメリカのスタンフォード研究所・電子生物工学研究室のラッセル・ターグRussel Targとハロルド・パトフHarold Puthoffの二人である。ターグとパトフはゲラーの「透視能力」について一九七三年に調べ、その結果を翌年、英国の権威ある科学誌「ネイチャーNature」に、六ページに渡る論文として発表したのである（Targ and Puthoff, 1974）。http://en.wikipedia.org/wiki/Uri Geller

アカデミア研究の現場にいない人たちのためにちょっと説明すると、「ネイチャー」に論文を載せる、しかも六ページに渡る長文を発表するというのは、並大抵のことではない。私はまだ一度もやったことがない。ふつうは大きな新発見か、非常に重要な新展開で、しかも一般大衆の興味を引くようなものでなければなかなかむずかしい（有名な例をあげればＤＮＡの二重螺旋構造モデル）。だからこのことは、厳しい「ネイチャー」の編集スタッフが、この超能力の科学的検証に「手法上の偽りはない」とまず判断し、さらにその話題性に大きな興味と期待を抱いたことを意味する。
ターグとパトフの実験手法は以下の通りであった。

1　まず辞書をでたらめに開いて、目についた単語（例ブドウ）をもとに、スタッフがペンで紙に絵を描く。あるいはコンピューターグラフィックを用いて絵を作成する。

2　それらを、ペンで描いた絵の場合は不透明な封筒に入れて、コンピューターグラフィックの場合はスクリーンに再生するかメモリーに貯蔵して、三メートルから五十四メートル離れた部屋に保管する。

3　ゲラーはそれを別の部屋から「透視」する。そしてスタッフの描いた絵を、ペンで模写する（複数枚描いた場合にはそれを一セットとする）。

4　実験後、絵の作成や実験に関わらなかったべつの研究所スタッフが、ゲラー作の絵と、スタッフ作の絵とを、近似にもとづいてマッチさせていく。

実験は一週間かけて十三回おこなわれた。ただそのうちの三回は、ゲラーは透視を拒否したという。理由は、一度目は実験手法がやや変更されたことへの不満から、あとの二度は、ターグとパトフはゲラーから脳波を同時記録しようとしたのだが、それでは集中できないという理由からであった。だが残りの十回の結果は、学者たちを十分に説得するに足りるものだった。なんとオリジナルと模写の十組は、すべて正しくマッチしたのである！

これがまったくの偶然によるものだとすると、確率的には 10! ＝ 3628800 回に一度しか起こらない。それに、ゲラーによって描かれた図をみると、偶然によって一致したのだとは到底信じられないものがある。十枚の図のいくつかは「似ている」を通りこして「酷似」しているのだ。たとえばブドウの図はほとんど同じである。ラクダの図は、ラクダと馬を取り違えたとはいえ、頭の向きなどを含め酷似している（図2）。

タークとパトフはこのほかにも、サイコロを箱の中で振って、どの面が上に来ているかを当てさせる、という実験もおこなった。ゲラーは十回中八回、回答し、その八回すべてで、回答は正しかっ

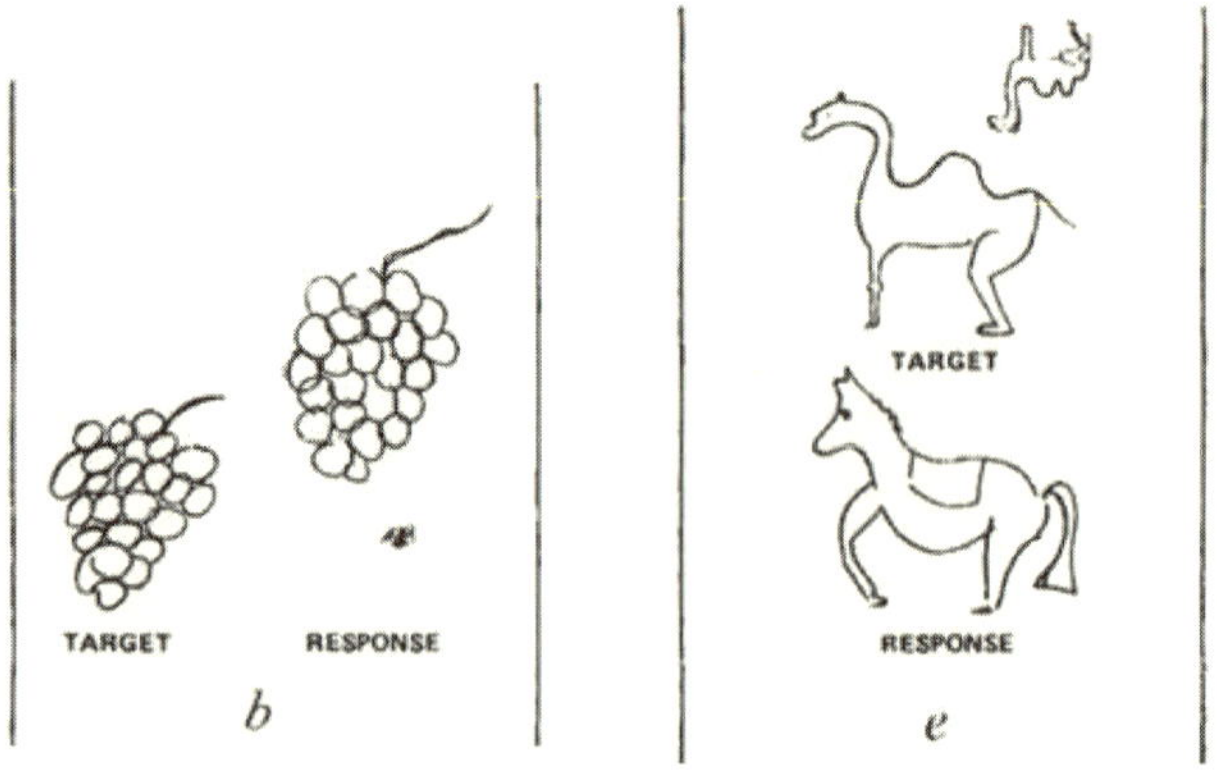

図 2　ユリ・ゲラーが描いた「透視図」の例。b では、左がスタッフの描いたブドウで、右がゲラーが透視して描いた画。e では、上がスタッフの描いたラクダで、下がゲラーの透視画。Targ and Puthoff (1974) より許可をえて転載。(*Nature* **251**, p603, 1974; Macmillan Publishers Ltd)

たという！　これが本当ならゲラーは博打打ちとして一家をなせたはずである。

これらの結果から、タークとパトフは次のように結論を下した。

「ある状況において、有意な情報伝達は、隔離された条件下でも発生する」（Targ and Puthoff, 1974, p 604）

もちろん私は、

「ユリ・ゲラーは実は巧妙なトリックを使うマジシャンである」

との主張が今でも根強くあることを知っている。実際にそうなのかもしれない。だがもし彼がマジシャンであるなら、疑り深い科学者たちをも騙すことができる、高度な技術を備えた一流のエンターテイナーであると言わざるをえないだろう。これだけでもそうそう誰にでもできることではないと思う。

②パット・プライス
タークとパトフの右の論文では、実はもう一人の超能力者が検証の対象になっている。それはパット・プライス Pat Price(??—1975) という名の、元カリフォルニア警察委員・市議会委員であった。

パット・プライスは「透視」ならぬ「遠視 remote viewing」能力の持ち主である。なんと何キロも離れた場所で起きていることを「見る」ことができるというのだ！　これではまるで天狗である。

やはりウィキペディアによると、この論文発表後、プライスはＣＩＡに協力を求められたらしい。しかし一九七五年に亡くなった。なぜか死因は記されていない（http://en.wikipedia.org/wiki/Pat Price remote viewer 参照）。

プライスの「遠視」能力検証のためにターグとパトフのおこなった実験は、以下のような手順をふんだ。

1　まずスタンフォード研究所主任スタッフの一人が、港、教会、公園など、「サンフランシスコ・ベイエリア近辺にあり、車で三〇分以内に行ける場所」を九つ、秘密裡に選ぶ。

2　次に別の研究スタッフが、車で実際にその一つ一つの場所へおもむく。そして到着したら、研究所に待機しているターグとパトフたちに、「到着した」ことだけを知らせる。

3　ターグとパトフたちはいよいよ、電気的物理的に隔離された部屋で用意しているプライスに、「現在研究スタッフが行っている場所の景観はどのようなものか」を見て、語ってもらう。それをテープレコーダーに録音する。

4　この手続きが済んだら、それまで実験にかかわっておらず、何も知らされていない別の五人の研究スタッフが審査員に選ばれ、まず九つの場所へ実際に順繰りにおもむいて、その景観を確かめる。

5　そのあとこれら五人の審査員たちに、自分たちが見た九つの場所の景観と、プライスの語った内容とを、近似にもとづいてマッチさせてもらう。

結果は、ユリ・ゲラーの場合と同じく、科学者たちを説得するのに十分なものだった。九つの場所のうち六つまで、過半数の審査員の意見が一致したのである。つまり、九回中六回まで、プライスが超能力によって「見た」景観の記述内容は、大体において、実際の場所の特徴を正しく言い当てていた、と言えた。しかもたとえばフーバータワーHoover Towerを「遠視」した回では、プライスは、

「その場所は……見えた。それはフーバータワーのようだ」

と名指しまでしたという(Tart et al., 1980)。

タージとパトフは次のように書いている。

「建造物、船着場、道路、庭などを、その使われている素材や色、周囲の様子やそこで起きている活動にいたるまで、時には非常な詳細にわたって正しく言い当てることができるプライスの能力は、そこに遠隔知覚がはたらいていることを示唆した」(Targ and Puthoff, 1974, p 605)

もしこの能力がホンモノなら、ＣＩＡが目をつけて当然だと思う。スプーンを曲げたり壊れた時計の針を動かしたりできても国防には無益だろうが、千里眼が本当ならその利用価値は絶大だからだ。しかし、詳細は不明だが、パット・プライスは一九七五年にこの世を去った。

だが話はこれで終わらない。プライスの死後、この研究は意外なところからの反撃を受けた。それははるか南半球のニュージーランドから、ネイチャー編集部に寄せられた一つの反論であった。

ニュージーランド南島の、そのまた南端に、ダニーデン Dunedin という、スコットランド移民が建設した、人口一〇万ほどの小さな町がある。寂れた港町だが、実はそこにはニュージーランド最古の大学・オタゴ大学 University of Otago がある。この大学は、生物科学研究の分野では、意外に高度な貢献をしてきた。

このオタゴ大学心理学部の二人の学者、マークスとカンマンが、

「あれは遠隔知覚などではない」

と激しいクレームをつけたのである(Marks and Kammann, 1978)。

実を言うとオタゴ大学心理学部は、その七年後に私自身が所属することになる学部である。当時この心理学部は、「キンドリング kindling 現象(注3)」の発見者として有名なカナダ人グラハム・ゴダード Graham Goddard(1939―1987)が学部長を務めており、脳科学研究分野では確固たる地位を築いたところだった。私はグラハムの学生としてオタゴに赴いたのである。そしてその一九八五年当時にはまだ、右のクレームの中心人物デイビッド・マークス David Marks は心理学部の講師をしていた。だから私は彼の講義も受けたのである(マークスは翌年イギリスへ移住し、のちロンドン市立大に教授の職を得た)。ただうかつにも私は今回これを調べるまで、このクレームの事実について知らなかった。マークスが超能力など「パラサイコロジー parapsychology」批判者として有名なことは聞いていたが、まさかこのように「ネイチャー」誌上で活躍までしていたとは知らなかったのだ。

（注３）日本語では「燃え上がり現象」とも呼ばれ、てんかん発症の細胞モデルとして有名。「扁桃体amygdalaや海馬hippocampusなど辺縁系limbic systemの部位を一日一回、数秒間だけ高頻度で刺激すると、最初は無効だったその刺激は、次第に部分的なけいれん発作を起こすようになり、ついには激しいてんかん様の全身けいれんを誘発する。グラハムはこの現象を一九六〇年代に発見記述した。彼は元来心理学者で、最初、この現象は記憶の脳内書きこみ過程に関係があるのではないかと考えていた。しかし記憶モデルとしては、年代的にはこの少し後に発見された「長期増強long-term potentiation, LTP」の方が優れていることを認め、一九七〇年代には彼の研究の比重はＬＴＰに移って行った（ＬＴＰについては注18を参照）。私の研究テーマはしたがってＬＴＰになったし、それは今でも続いている。グラハムは、私が修士課程を終え博士課程一年目に入った一九八七年、ニュージーランド西海岸で山歩きの最中悪天候におそわれ遭難死した。

話がそれるが少しだけ思い出を語ると、デイビッド・マークスはハンサムでおしゃれな青年講師で、ローマで買ったという上質のオーバーコートを着こんでいたのを覚えている。ある日彼は私に「スプーン曲げ」を実演してみせてくれた。心理学部のティールームで顔を合わせたとき超能力の話になり、

「それならやってみせよう」

と言ったのである。スプーンは確かに私の目の前でぐにゃりと曲がった。だがその晩家に帰ってから私は、彼が使ったトリックに気づいた。次に顔を合わせたとき解説すると、マークスは笑いながら言った。

「考えればわかることなんだ。しかし多くの人は考えずに信じてしまう」

彼が使ったトリックは単純だが巧妙なものであった。スプーンを事前にうまく曲げ、あとは手と指で上手にスプーンを扱って、あたかも目の前で曲がって行くかのような錯視を起させたのである。ただし

これがユリ・ゲラーも使ったものだったかどうかは別の話だ。

さて、プライス実験に対するマークスの反論の内容だが、彼は周到にも実際にスタンフォード研究所へおもむき、関係者に頼んで、実験に使われたベイエリア近辺の場所のリストや、プライスの語った内容の写しなどを見せてもらったという。その結果、彼は実験手法に重大な欠陥があることに気づいたのだ。欠陥とは第一に、プライスが「遠視」した九つの場所のリストが五人の審査員たちに配られる時、それらは「遠視」のおこなわれた順番のままで、つまり正しい順番のままで、配られていたという事実。

さらに第二に、しかも、プライスの語りの写しには、プライスが「遠視」した内容だけでなく、プライスと研究スタッフが交わした会話内容までが併記されていて、その中には「遠視」が行なわれた順番が分かってしまうものがあった。たとえば第一回目の遠視の写しには、これからこの「遠視」実験が開始されることが分かる内容があるし、第二回目には「さあこれは今日第二回目の場所です」と書いてある。ほかにも、前日言い当てた場所の名が出てきたりもする(三回目)。

つまりこれでは、もし審査員たちがリストを与えられた順番のまま、単純に組み合わせて行けば、少なくとも三回は正解をえられることになる。これらの事実をもとにマークスはこう批判した。

「オリジナルの写しに見られたこれらの外部情報の助けなしに、プライスによって語られた場所を審査員たちが同定するのは不可能であったと結論するほかかない」

これに対してタークとパトフの方も黙ってはいなかった。彼らはチャールズ・タート Charles Tart というカリフォルニア大デイビス校のパラ心理学者に頼んで実験の再試をしてもらい、その結果とマークスへの反論を、翌々年の「ネイチャー」誌上に発表した (Tart et al., 1980)。ちなみにチャールズ・タートは、先に紹介したデュアンとバーレンドの双生児間脳波伝達の実験に対して「手法上の問題あり」と異議を唱えた人物である。彼は真正のパラ心理学者を自負していた。

再試に際してタートは余計な外部情報を写しからすべて消しとり、場所のリストも完全にランダム化して、新しい審査員一人にもう一度マッチングをしてもらった。その結果、九回のうち七回まで、やはり実際の景観とプライスの「遠視」内容はマッチしたという。これに力を得て、タート、タークとパトフは次のように強調した。

「マークスたちは、プライスが語った内容のその質の高さを無視し、手法上の問題ばかりをあげつらった。プライスはたとえばこんな風に正しく回答しているのだ。「港に小さなジェットボートかボートの発着場がみえる。それはここからだと(指さして)こっちの方向にある。うん、小さなボートがみえるぞ、モーターボートが出ていく、小さなヨットもだ…」」

また、プライスがフーバータワーを名指しして言い当てたとは前述した通りである。

タートたちは結論している。

「遠隔視覚は人間の可能な知覚能力の一つである」

これに対しては、またマークスが反論し(Marks, 1981)、その反論にまた反論がありと(Puthoff and Targ, 1981)、応酬はかなり執拗にしばらく続いたが、結局「真相」は今日までわからずじまいである。

読者はどのように思われるだろうか？

いったい、千里眼はありうるのだろうか？　ゲラーの透視能力はイカサマでなく、本当に封筒の中味やコンピューターのメモリーに貯蔵されている絵が「見える」ものなのだろうか？

私の中の科学者と常識人は、

「そんなことあるわけねえだろ」

と一蹴する。だが一方で、私の中の懐疑主義者は、

「いやいや、考えるべきこともあるのではないのか」

と論そうとするのだ。できるだけ公平になれば、今は、

「本人たちしか知らない」

と言うほかないのであろう。スプーン曲げなど「トリックを使った」という説が定着しているものがある一方で、ゲラーやプライスが見せた透視・遠視能力の一部には、もしそれがトリックだったなら非常に高度な技術が使われているとしか思えないものがあるのも、また事実なのだ。

もう少し総合的な考察は、この章の最後とこの本の最終章に回すことにして、今は話を、二人の人間

の間の遠隔コミュニケーションの可能性、「テレパシー」の可能性にもどすことにしよう。

今世紀のテレパシー研究

一卵性双生児の兄弟間で、

「一方に起きた脳波変化が他方にも伝達するらしい」

という一九六〇年代の実験結果については前述した。このあとも同様の研究は続けられてはいたのだが、注目する研究が急増したのは今世紀になってからである。その中には、

「じーっと背後から見つめられると人はそれを感じるか」

というテーマでおこなわれ、残念ながらというか当然というか、結果がいまいち不明瞭だったものもある(Schmit et al., 2004)。だがこれから挙げるいくつかの研究では、脳波測定と機能的磁気共鳴画像法functional magnetic resonance imaging(fMRI)が駆使されて、

「二人の隔離された人間の間で脳活動が同期発生する」

かもしれない、その可能性を示している。

①ワッカーマンたちの実験
最初の特筆すべき報告は二〇〇三年、研究者仲間にはよく知られた専門誌「Neuroscience Letters」に掲

載された研究論文である。ドイツ・フライブルグにある先端領域心理学研究所 Institute for Frontier Areas of Psychology のワッカーマンたちがおこなった実験だ（Wackermann et al., 2003）。

ワッカーマンたちは、この実験におよんで、二十三歳から五十七歳までの一般市民男女を三十八人リクルートした。十七組のペアと四人の個人で、十七組のペアのうちの十組は、夫婦・友人・親類など、感情的に互いに「関係がある」と感じる人たちだった。あとの七組は、「関係がない」と感じる他人同士であった。ただし「関係がある」と感じる十組の中にも双生児は含まれていなかった。

実験は、「互いに関係がある」と感じる十組の中の七組と、「関係がない」という七組の計十四組を実験群とし、「関係がある」と感じる残り三組と、四人の個人被験者を対照群（注4）として、以下のようにおこなわれた。

1　まず「関係のある・なし」にかかわらず、ペアの二人に一人ずつ、隣あった部屋に入ってもらう。部屋は外部から音も光も遮断され、電磁気的にも隔離された密室である。

2　実験群ペアの場合は、片方の被験者に部屋のビデオスクリーンを通じて、一定の視覚刺激パターンをみせる。このパターンの呈示は一秒間つづき、これを三・五秒から四・五秒間隔で、七十二回、呈示するのである。そして同時に、この被験者の頭部六箇所に設置した電極から、脳波を記録する。一方、隣室にいるもう一人の被験者は、静かに待機しているだけで視覚刺激は与えられない。だがこの被験者からも脳波を同時記録する。

3　対照群ペアの場合は、被験者たちはまったく同じ条件下に置かれるが、視覚刺激だけは与えられない。そしてやはり両者から脳波を記録する。

4　どちらの場合も、被験者たちはお互いが隣室で何をしているのかは、まったく知らない。

（注4）科学的実験には不可欠の比較グループのこと。実験群と同じ母集団から選ばれた被験者（動物）からなる。実験群とまったく同じ条件下で、実験処置だけを省いた同一の操作を加え、得られた結果を実験群の結果と比較する。そして実験群に見られた変化が本当に実験処置によるものかどうかを検証するのに役立てる。

お分かりのように、ワッカーマンたちの実験手法は、根本的にはデュアンとバーレンドが行なった双生児間の脳波伝達の実験と同じである。違うのは、（一）実験装置などがより精密になったこと、（二）「一卵性双生児かどうか」ではなくて、「親密さ relatedness のある・なし」をグループ分けの指標にしたこと、（三）そしてこれから述べるように、分析手法がより客観的になったこと、である。

実験結果は、脳波の同期発生を支持するものであった。それは次のようである。

まず視覚刺激を与えると、それを見た被験者の脳波には明らかな電位変化の揺れが現われる。これを「視覚性誘発電位 visual evoked potential」と呼び、視覚刺激が網膜を通じて大脳皮質視覚野などの細胞を興奮させることによって起こるもので、これはごくふつうの現象である。ではこの視覚性誘発電位が起きている時に、隣室にいる刺激を受けなかったもう一人の脳波はどうなっているかと調べてみると、残念ながらこのレベルでは、肉眼で判別できるような変化は見られなかった。

ここまでは、デュアンとバーレンドの脳波実験と同じく、肉眼判別による分析である。結果は否定的だったわけだから、この条件においては、彼らの実験の追試はできなかったことになる。ふつうの科学的研究者なら、

「そりゃまあそうだろうな」

とひとまず納得する。

しかしワッカーマンたちはあきらめなかった。もっと詳しく被験者たちの脳波を調べてみたのである。まず彼らは、脳波の測定記録を小さな時間単位（一三七ミリ秒）ごとに分割した。そしてそれぞれの単位内で、視覚刺激を受けなかった方の被験者の脳波に起こる「揺らぎ」の発生頻度を分析してみたのだ。

すると面白いことが分かった。視覚刺激を受けた被験者の視覚性誘発電位が最大値をとる時間と同期して、視覚刺激を受けなかったもう一人の被験者の脳波にも、通常時の揺れを逸脱する大きさの揺れが頻繁に起こっていたというのである。この「揺らぎ」発生の分布図を以下に示した（図3）。対照群の被験者の脳波の揺れと比較すると、実験群ペアの視覚刺激を受けなかった方の被験者の脳波に大きな揺れが頻繁に発生したのが見てとれる。

おもしろいことに、この脳波の「揺らぎ」現象は、被験者ペアの「親密さ」とは関係なく発生してい

たという。つまりまったくの赤の他人同士でも脳波の伝達が起こったということだ。これはデュアンとバーレンドの結果とは大きく異なる。

　ワッカーマンたちはこう結論した（p 63―64）。

「方法上の欠陥で生じたとは考えにくい、しかしその性質を理解するのが困難な現象に、今われわれは　直面している。……この現象を説明できる生物物理学的メカニズムは現在のところ知られていない」

念のために言うと、この論文が掲載された科学誌「Neuroscience Letters」は、まじめな専門誌である。かなり以前だが私も論文をひとつ載せたことがある。また、あまり関係ないかもしれないが、グラハム・ゴダード亡きあと私の博士課程研究を指導してくれたオタゴ大学教授クリフ・アブラハム Cliff Abraham が、現在ジャーナル・エディターの一人をしている。

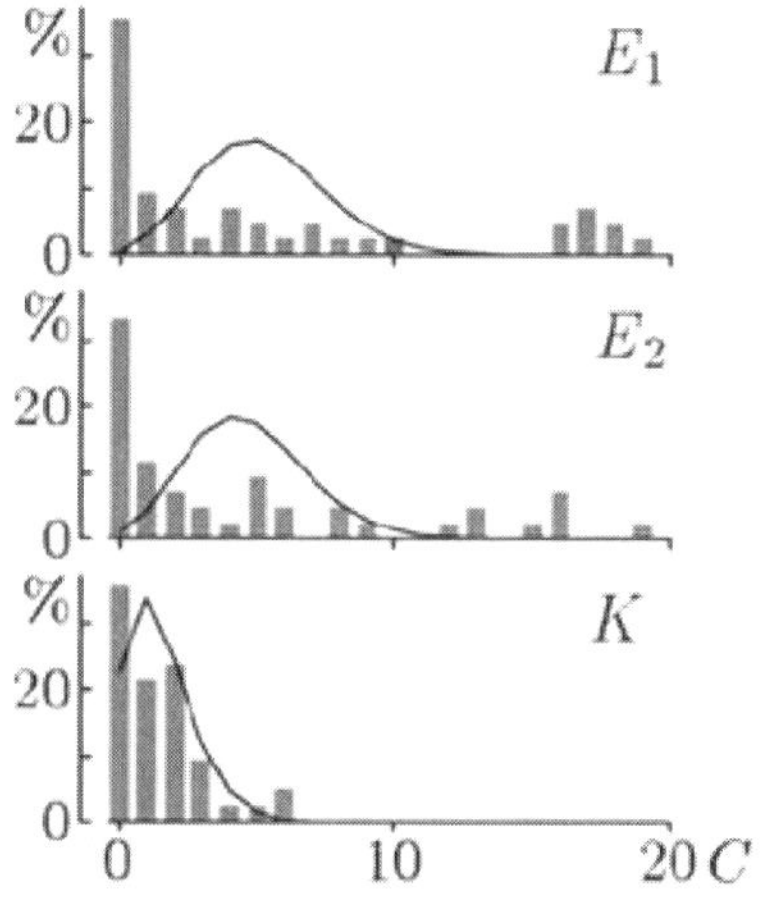

図3　実験群（E_1 と E_2）と対照群（K）被験者グループの脳波にあらわれた「揺らぎ」発生回数の分布図。E_1 は「親密な」被験者グループ、E_2 は「他人の」被験者グループ、K は「刺激なし」の対照群グループ。横軸が、各電極から記録された「揺らぎ」発生の回数を表わし、縦軸はその回数の頻度百分率。E_1 と E_2 では、「揺らぎ」発生回数があきらかに K より多い。Wackermann et al. (2003) より許可をえて転載。

このワッカーマンたちの報告に対しては、ただちにオランダとポーランドの研究者から肯定的なコメントが寄せられた(Kalitzin and Suuffczynski, 2003)。それへの返答の中で、ワッカーマンは次のようにちょっと勇ましく謝意を示している(Wackermann, 2003)。

「われわれは彼らのコメントの建設的で思慮深い論調を歓迎する。われわれがここで示したような結果は、過去、パラサイコロジーや「癒しの科学」に見られるように、異常さを売り物にし偏った視点をもつ研究者たちによって報告されてきた。そしてしばしば、経験科学の範囲を逸脱する仮説を支持するものとして解釈されてきた。このことは科学者社会の本流に、このような研究に対する否定的偏見を植えつけるのに役立ってしまったようだ。だがわれわれは今やついに、肯定的・否定的偏見をすべて捨て、データにもとづく証拠だけを扱って、これらのテーマについて考えるときが来たのだと信じるのである」

②アチターバーグたちの実験

ワッカーマンに「異常さを売り物にする」などと批判された「癒しの科学」だが、今私の机の上には、この「癒し healing」とは患者の脳に働きかける何らかの力によるものではないかと考え、調べてみた科学者たちの論文コピーがある。内容はまじめなものなので、それについてこれから報告しよう(Achterberg et al., 2005)。

ここで扱う「癒し」とはもちろん「遠隔癒し」である。これを英語では nonlocal healing という。つまり何らかの精神的な力 spiritual energy によって、患者に触れずに働きかけ、彼らの心の病をなおすというものだ。もっと大きな範疇でいうと、このような技は distant intentionality と呼ばれるものに属するらしい。日本語でいえば「遠距離意志」とでもなり、要するにテレパシーの言い換えである。手垢のついた言葉を斬新なものに言い換えて客観性を増そうとするのはよくある手だが、まあ現在の習慣にならって、以下これに言及する場合はちょっと長いがディスタント・インテンショナリティーとすることにする。

念のために急いでつけ足すと、これを書いている私はいかなる宗教団体ともなんの関係もない。ただ知的な興味をもっているだけだ。通俗的な「おまじない・呪術」のようなものが効果をもつとは思わないし、新興宗教の宣伝にのせられる程度の人間ではないとの自負もある。だが一方で、知り合いの専門家に、

「「気」というのは私たちにとっては疑いなく「ある」ものなんです」

などと言われると、それを言下に否定できず、

「自分には理解できないものがあるのかな」

と思ってしまうタチの人間であるだけだ（注5）。

（注5）そう言ったのは、以前パリ大学の隣の研究室に短期留学されていた日本人研究者で医師のSさんである。Sさんは電気生理学者であると同時に「気」の専門家でもあり、母上は日本で「気」のクリニックを開院しているとおっしゃっていた。彼にとって「気」はきちんと理論化された学問体系であった。彼の話から私が理解した限りでは、「気」とは生命体を貫いて流れるエネルギーのようなものである。そして一部のSさんのような人には、手をかざすだけで感じることができるものである。彼は、成長している木の芽からはそれが噴出しているので「痛くて」手を近づけていられないとおっしゃっていた。私には実感できない。だが、彼の言葉がウソだとも思えないのである。

さてハワイにあるノースハワイ地域病院のアチターバーグたちは、ハワイ島から十一人の癒し専門家healersをリクルートした。三人の男性と七人の女性で、年齢は四十六歳から七十一歳。平均して二十三年間の活動歴をもっており、地域共同体の中ではみんな、その力が広く認められている人たちであった。アチターバーグたちは彼らに、それぞれの常連患者を一人ずつ選んでもらった。そして癒しの最中にその患者の脳の活動を記録し、隔離された部屋にいる患者の脳に変化が生じるかどうを調べたのである。方法は脳波測定でなく、機能的磁気共鳴画像法（fMRI）が用いられた。この方法は、脳活動の増減を、局所的な酸素供給量の変化によって表わし視覚化するものである。スタンフォード大医学部などと共同で実験はおこなわれた。

専門家たちの癒し方は実にいろいろだ。手を患者にかざすだけの人もいれば、祈祷・呪文・歌謡からなるハワイの伝統的癒し「プルpule」の専門家もいた。ほかにもペルー式シャーマン法、日本式霊気

Reiki法、中国式クィゴンQigong法を使用する癒し人も含まれていたという（注6）。これらが具体的にどういう癒し方をするものなのかは、書いてないのでわからないが、いずれにしてもすべてが遠隔的な癒し、ディスタント・インテンショナリティー能力を駆使するものである。そして彼らに共通しているのは、みな一様に、

「自分たちは癒し効果の原因ではない。精神的あるいは宇宙的な資源spiritual or cosmic sourceを媒介しているだけなのだ」

と言うことだったという（p 967）。

実験方法は、これまで紹介してきた脳波実験と基本のところでは同じである。癒し専門家はまず、電磁気的・物理的に隔離された部屋から、別の部屋にいる患者に癒しのエネルギーを送る。ただその送り方のパターンは実験スタッフによって決められている。つまり指示に従い二分単位で、送ったり（オン）止めたり（オフ）を、計十二回くりかえす。たとえば、

「オフ・オン・オン・オフ・オン・オフ・オフ・オン・オン・オフ・オン・オフ」

という具合だ。このとき別室にいる患者は、機能的磁気共鳴画像法の装置に頭を入れて静かに横たわっている。彼らは癒しが行なわれていることは知っているが、この二分単位のオン・オフのパターンについては何も知らない。したがって、もし患者の脳活動がこのパターンに同期して変化するのが認められたとすれば、それは偶然によるものとは考えにくいから、なんらかのディスタント・インテンショナリ

ティーが働いているのではないか、ということになる。

（注6）余談として聞いてほしいのだが、まじないや呪術をふくめた日本古代の風俗文化は、南太平洋の海洋性民族の文化と共通の起源を持つものだと私は思っているが、いかがであろうか。人類学者でもない私が言うことだからあてはずれかもしれないが、ニュージーランド・ダニーデンにある自然史博物館に行くと、そこには、マオリ族をはじめとするポリネシア系諸民族の風俗文化が、巨大な南太平洋の地図上の島々に分布されたかたちで展示されている。それを見ると、日本の太平洋側地域というのは、太平洋古代文化圏の一部だったのだろうなと感じないわけにはいかない。考えてみれば顔に入れ墨をするのは倭人やマオリ人などに共通の風俗だし、「縄文」や日本の唐草模様は、私には、南太平洋民族の伝統的な装飾品・船・入れ墨にみられる模様柄と同じに見える。現在の日本文化は漢字から仏教まで大陸起源のものが多いから忘れがちだが、私たちの先祖には南国の血が強く入っている。事実、日本を初めて訪れる西欧人がまず驚くことの一つは、日本人の外見の混血性である。私自身、年に一、二度帰国するたびに、日本人の外見の多様さには目をみはる思いだ。なにしろ山手線の中では、いわばノルウェー人と南スペイン人が同じ言語を使って談笑しているのだ！　そしてその言語は、母音が多用される南国風の発音をもつ（マオリ語に似ている）。いったい誰が「単一民族国家」などと言い始めたのか知らないが、起源に関して言うかぎりは、これは誤りだと思う。ちなみに弥生文化以前の古代文化にとくに注意を向けた人に、芸術家・岡本太郎（1911―1996）がいた。

分析にあたってアチターバーグたちは、癒しが行なわれている最中に生じた脳のさまざまな部位の活動を、オンとオフの時間帯にわけ、それぞれを癒し開始以前の通常時の活動状態からの増減変化として表わした。そしてさらにすべての患者の結果を加えて平均化した。つまり何らかの変化がこれで見られるとすれば、それは癒しの最中、患者たちに大体おしなべて生じた脳活動だということになる。

結果は、癒し「オン」の間だけ、帯状回皮質 cingulate cortex と前頭前野 prefrontal area の内側部、そして precuneus（楔前部《せつぜん》）と呼ばれる脳後方部で、活動が確かに高まっていたという（口絵1）。precuneus の機能はよくわかっていないが、帯状回皮質と前頭前野は、意志決定と目的行動の過程に関わると考えられている部位である。

アチターバーグたちが認めるように、この効果が癒し専門家たちの癒し能力と関係あるかどうかは、また別の話だ。しかしこの脳活動の増加の結果をもし信じるとすると、ワッカーマンたちの脳波分析のほかにも、この別の方法を用いて、同様の現象が、つまり「古典的物理学の枠におさまらない」(p 970) なんらかの現象が、認められてしまったということになる。

さて人間は、五感に頼らない何かの方法で、互いに影響をおよぼし合うことができるのだろうか？プライスのあの驚くべき「遠視」能力などとも考え合わせると、私たちの中の夢想家は、何か未知のものが、いわゆる唯物主義因果関係におさまらない何ものかがあるのではないかとささやく。この声にどう対処すべきなのか。

③そのほかの実験

ほかにも二〇〇四年から二〇〇五年にかけて、いくつかのおもしろい報告がなされているので、足早に紹介しておこう。

カリフォルニアのノエティックサイエンス研究所のディーン・ラディンDean Radinは、十一組の成人のカップルと、二組の母娘のカップルをリクルートした(Radin, 2004)。そしてそれぞれのカップルに、「互いにつながりを持っているという感覚feeling of connectedness」を維持するよう要請した。そしてこの作業に集中できるように、指輪や時計など、個人的な品を交換させ、実験のあいだ中ずっと握っているよう指示した。

カップルはまず相談して、どちらが「思い」を送る側で、どちらが受ける側に回るかを決める。そしてお互いから電磁気的に隔離された個室に一人ずつ入ってもらう。

と、ここまでは他の実験とほぼ同じだが、このラディンのおこなった実験には特異な点があった。それは、送り手が受け手に対して「思い」を送るスタート合図として、送り手に対して、別室で待機している受け手のビデオ画像がライブ放映されたことだ。ライブ画像は一回につき十五秒間続き、これは十七回から二十五回、でたらめの間隔で呈示された。送り手は、受け手の画像が映ったら、その人の個人的品を手に握り、その人のことを思う。受け手の方は、いつ自分のライブ画像が別室で放映されているのかは知らないままに、やはり個室で相手のことを思い続けている。そしてカップルの頭部に設置された電極から、脳波が同時測定されたというわけだ。

結果はどのようなものであったか？

まずビデオ画像放映が開始されると、それを見た送り手の脳波には、例の「視覚性誘発電位」の揺れが、放映開始後三六八ミリ秒をピークとして生じる。このとき受け手の脳波はどうかと見てみると、なんとこちらの方にも、このピークから六四ミリ秒遅れて、強度は小さいが脳が活動したことを示す揺れが確かに生じていたというのである。さらに、視覚性誘発電位が強く出る送り手の場合には、その受け手の脳波にあらわれる揺れも、やはり強い傾向があったという。

ラディンは事前に、対照実験として、被験者がいない状態で機械だけを作動させ、システムに発生する電気的ノイズの様子を調べている。その結果、計器にこのような同期的に発生するノイズは認められなかった。だから、おそらく、受け手の脳波にみられた同期的な揺れは、測定方法の欠陥によるものではなく、人間を介在した何ものかなのであろうということになる。

ラディンは、

「何らかの、未知の情報的あるいはエネルギー的交換が、隔離された人々の間で存在する」

という仮説を認めざるをえないことを示唆している（p 321）。

アメリカ・ワシントン州にあるバスタイア大学、意識科学研究室のリアナ・スタンディッシュ Leanna Standish と、ワシントン大学のトッド・リチャーズ Todd Richards たちのグループは、感情的心理的に強い結びつきを感じているというカップルを三十組、計六〇人リクルートした(Standish et al., 2004)。十八歳から六十五歳の異性あるいは同性同士のカップルで、交際歴は六ヶ月から四十年であった。

スタンディッシュたちは、彼らに十メートル離れた個室に一人ずつ入ってもらい、両者にコンピュータースクリーンを通じてチェッカーボード模様のシグナルを呈示し、それを見つめるよう指示した。「思い」の受け手の方ではこの模様は変化せず静止したままだが、送り手の方のコンピューターでは、チェッカーボード模様は突然点滅をはじめる。そしてこの点滅は六十四秒間つづく。チェッカーボード模様の点滅シグナルというのは、視覚性誘発電位を起こすためによく用いられるものである。

この六十四秒間のシグナル点滅は何度かくりかえされ、それと同時に、離れた部屋で待機している受け手の方から脳波を測定した。次に、送り手と受け手の役割を交替してもらい、同じ実験をくりかえした。被験者たちには、ラディンの実験と同様、

「実験の最中お互いの結びつきを念じること」

との指示が出されている。

結果はやはり、受け手六〇人のうち五人だけだったが、送り手のチェッカーボード模様が点滅している時間と同期して、脳波の揺れが生じていたのが認められた。

ただこの実験の欠点は、二つの部屋は十メートル離れていたとはいえ、電磁気的な隔離を特別に施していなかったという点だ。これもあってか、リチャーズとスタンディッシュたちは、脳波に揺れをみせ

た五人のうちの一人（二十五歳・男性）とそのパートナー（二十八歳・女性）とを、追試に呼んだ。そして今度は、電磁気的に隔離された個室で、脳波測定でなく機能的磁気共鳴画像法を用いて、同じ実験をおこなってみた（Richards et al., 2005）。

結果は、二度実験したうちの二度目の方で、先の実験で脳波に揺れをみせた二十五歳の男性の視覚野の活動が、チェッカーボード模様の点滅が送り手にほどこされている時間と同期して、上昇していた。また前回の実験では脳波に変化をみせなかったパートナーの女性の方も、この追試実験では、受け手となったとき、模様点滅に同期して視覚野の活動が変化していた。ただしこの場合は、上昇でなく、活動は減少していたという。

ESPとは何か　——量子のもつれ理論——

本章で私は、

「隔離された二人の人間の間で脳活動が伝達するかもしれない」

という可能性をしめす研究を五例、紹介した。また、ユリ・ゲラーとパット・プライスという二人の有名な超能力者を調べた結果についても報告した。これらにスプーン投げの関口少年と私自身の「コマネチ体験」を加えると、計九例の不思議な現象を紹介したことになる。……まあ最後の二例は置いておくとしても、残りの七例は、そのすべてがイカサマや方法上の欠陥の結果生じたものだったと考えるのには、私自身はやや抵抗を感じる。

ただし断っておかなければならないことは、論文として世に出るのは結果がポジティブ（肯定的）だったからだという点である。これがもしも、

「脳波には何の変化もまったく見られなかった」

とか、

「透視され描かれた絵は、原図と何の共通性もないガラクタだった」

とかいうネガティブ（否定的）な結果だったら、それが既存の顕著な研究に対する反証だった場合は別として、論文審査にはまず通るまい。したがって、私たちが見ることのない研究失敗例は実は数多く存在するものと考えられる。だからＥＳＰがたとえ生じるとしても、実際の発生率はかなり低く見積もる必要があるだろう。

もう一つ、脳活動が仮に同期的に発生するとしても、それは必ずしもＥＳＰやディスタント・インテンショナリティーとは関係ないかもしれないという点がある。この点についてはもちろんここで紹介した五例すべての著者たちも留意していて、結論を急いではいない。結局のところ実験の最中に送り手の「思い」を感じたとか、送り手の見た視覚刺激を自分も見たとかいう報告はなかったのである。

と、ここまで前置きをしておいて、もし本当にＥＳＰやディスタント・インテンショナリティーが存

在するとしたら、それは一体どんな現象なのかを考えてみよう。

先に紹介したワッカーマンたちの研究報告で彼らが提唱しているのは、「量子のもつれ quantum entanglement」という物理現象である (Wackermann et al., 2003)。その説明に、こんなすごいことが書いてある (p 64)。

「二つの系の性質が計測される場合、その計測順序が計測結果に影響する」

これでは一生物科学者に過ぎない私にはチンプンカンプンで言っている意味がよくわからない。原典は「Atmanspacher H, Romer H, Walach H (2002) Weak quantum theory: complementarity and entangle-ment in physics and beyond. *Found. Phys.* **32**, 379-406」らしいので、興味ある人は個別に参照してもらいたい。本来なら書いている私自身がそうすべきなのは重々承知だが、どうもこの理論は一介の神経生物科学者ごときの手に負えるシロモノではないらしい。友人で物理学者のUに聞いたら、

「やめろ。恥をかきたくなかったら何も言わないのが一番」

とのことだ。あいかわらず親切な人である。だから悪いけれど私は参照しない。ただし他の人の論文にはこの「量子のもつれ」について、私のような人間にもある程度までは理解できる記述があった。そこでそれらを次に引用したい。分かった範囲でいえば、「量子のもつれ」という考えはＥＳＰ様現象を説明

するのに便利なものらしい（以下の訳もすべて大谷による）。

まず、先に紹介したノエティックサイエンス研究所のディーン・ラディンの記述（Radin, 2004, p 321）。

「この研究で観察された脳活動の相関は、量子のもつれを思いださせる。量子のもつれとは、互いから隔離された物理的な系が相関性のある行動をみせるという性質で、これは、二つの系は見かけのようには隔離されていないということを示唆する。もし脳のような巨視的な物体までもが、ごく短時間であっても、量子のもつれを示すことができるとすれば、――それは Hagan ら、Josephson と Pallikarei-Viras、Stapp などによってすでに示唆されている――、もつれあった脳が、この実験で観察されたような相関活動をみせたとしても、不思議ではない。

ただこの推測に反対するものとしては、現在理解されているかぎりで、量子のもつれは非常に不安定な状態であり、人間の脳のような温かく湿った環境では発生しないという観察がある。しかしながら、量子のもつれの研究の最近の展開によると、その数学理論をより高度の次元に一般化すれば、ノイズに対して高い抵抗性をもつ型の量子のもつれを得ることができ、……（これによれば）数億の原子からなる雲のような巨視的物体間のもつれまでもが、室温で、しかもミリ秒間という通常のもつれに比較すると非常に長い時間、発生することが可能になる」

次に、癒しのディスタント・インテンショナリティーを調べたアチターバーグたちの論文にあった記述 (Achterberg et al., 2005, p 970)。

「ディスタント・インテンショナリティーの効果を説明できる生物学的過程は知られていないことから、われわれの研究結果は、量子力学のもつれ理論の考えに沿ったものとして解釈するのがよいかもしれない。もつれは光子間で発生することはすでに確認されているが、多くの人によって、脳を含む高度に組織化された巨視的系も、他の複雑な系との間で、もつれの性質を示すだろうと推測されている。最近の Pizzi らの研究では、二つの隔離されたヒトの脳細胞標本間で、遠距離的連結 nonlocal connections が発生したとの証拠が得られている。これらの研究と、今回のわれわれの、感覚的に隔離された人間間で脳活動が相関をみせたという結果とは、古典物理学のモデルとは合致しない。それらは、巨視的レベルでもつれが発生するという可能性に沿って解釈できるものである」

物理学の門外漢の私には、これらについて何もつけ足すことはできない。ちなみに彼らの引用している文献をみると、一九三〇年代のアインシュタインの論文から、最近の「ネイチャー」に掲載された幾つかのものまで認められるから、この「量子のもつれ」という考えは物理学領域では広く知られたものらしい。

「巨視的な物体である二つの脳が、量子間に発生するような「もつれ」を起こし、物理的に隔離されているようにみえながら実は同期的な活動を見せうる。これがもしかしたら、超感覚性知覚のメカニズムなのかもしれない」

これは、門外漢にも大変に興味深い可能性であるように思える。……だが恥を承知であえて言わせてもらうのだが、神経生物学・脳科学専門の私にとっては、この説明にはどうも、肝心な点への考察が欠けているように感じられてならないのである。それは何かというと、この説明には、

「なぜ特定の場合にだけ、二つの脳が、そして二つの脳だけが、もつれをみせるのか」

という基本点への考慮が抜けてはいまいか？

この要因は、ラディンやアチターバーグたち自身の、またスタンディッシュとリチャーズたちの実験テーマからも、切り離すことができないものだろう。なぜならラディンの実験およびスタンディッシュとリチャーズたちの実験では、親密なカップルがお互いのつながり・結びつきを念じ合っているのだし、アチターバーグたちの場合は、特定の患者に対してだけ、癒し専門家はディスタント・インテンショナリティーを投影・適用しているからである。

もしもこの点が重要でないというのなら、たとえば念じ合ってもいないのに、隣の奥さんの意思を感

じてしまってもよいことになる。これはちょっと困ると思う。また、健康体で癒して欲しくもないのに、通りかがりにちょっとだけ癒されてしまう場合が生じることになる。これではハタ迷惑このうえない。

問題はこうだ。

「いったい、物理的物体である一つの脳は、どのようにしてもう一つの、ただの物理的物体にすぎない——と物理学なら主張するであろうと思われるところの——他の脳を、もつれの特定対象としてみつけ出すことができるのか？」

このことへの考慮なしには彼らの実験テーマはそもそも意味を持たない。この、私たちが一般に「意志 intention」などと呼んでいるものは、一体どのような物理的背景を持っているのだろう？

この種の疑問は多くの人が感じているはずだと思うのだが、いわゆる「客観的記述」を重視する自然科学の領域では普通かえりみられることがない。ラディンやアチターバーグたちも実は気づいているのかもしれないが、そのような「主観的」疑問を呈すると論文の価値が下がりうさん臭いものと思われてしまうので、そんな問題は存在しないかのようにふるまっているのかもしれない。

だが本書は論文ではないので、あえて疑問を呈したわけである。

おそらく右の問題点への説明の方が、「もつれが二つの脳の間で生じうる」ことの説明よりも先に来るべきものではないだろうか？　そしてもしかしたら、これが説明できれば、あとの説明はそれに沿ってより容易となるのではないだろうか？　……そう私には思えるのだが、あまりにも心理を重視しすぎた楽観と受け取っていただいても、この場ではまあ構わない。

ESP研究の先駆者ユング

しかし右のような物理学を背景にした考えには、表立って宣言することはないが確固たるドグマ・前提があると思う。それは、

「モノはたくさんあるけれど、それらはすべて互いに同等 homologous・等質 homogenous である」という前提である。要するにモノは全部、元をただせば同じ小さな粒子たちから成り立っているらしい。粒子たちには優劣・美醜などの差別はないらしい（プラトン plato(427?—347BC) のイデアは当てはまらないらしい）。だから私の脳も隣の奥さんの脳も、庭の植木やコンクリートのビルでさえも、元をただせば同等の粒子の集合であるらしい。もちろんその組み合わせ・配合の具合は違うだろうが、「組み合わせ・配合」は何か特別なものを生み出すものではない。つまり世界は一元論 monism 的（注7）に説明できる。

これによれば、「念じる」というようないわゆる精神的行為もなんら神秘を含むものではないし、あってはならない。それは同じ理論の延長によって説明できるはずのものである。……唯物一元論についてこう私は了解しているが誤っているだろうか？

（注7）ただ一つの原理によって世界のすべてが説明可能であるとする立場。たとえばこの場合だと、物理学の

理論で宇宙の起源から人間の心理生活までのすべてが説明できると考える。これに対して「二元論dualism」は、その最も一般的な形式だと、世界はモノと、モノ以外の何か――精神psyche――から成っているとする。もちろん、右の物理学的唯物主義一元論の対極には唯心主義mentalism一元論がある。これによればモノは存在しない。すべては精神が生み出したものである。そう主張した代表選手はバークリーGeorge Berkeley(1685―1753)である。

だがこれまで見てきたように、今までのところ、この考えだけで透視などＥＳＰ現象を説明するのには――それらが本当にあるとしたら――、かなりの困難が強いられると言わねばならない。

これに反してここに紹介したような不思議な現象を、まったく別の考え方を導入して説明した学者がいる。冒頭でも触れたカール・ユングである。ユングは精神分析で有名なフロイトFreud(1856―1939)の友人で、のちにフロイトと袂を分かった（注８）。……袂を分かったのは学説に大きな開きができてしまったからだと聞いたが、若いユングが先達の影響から独立したいという欲求もあったのかもしれない。

（注８）私事でまことに恐縮だが、スイス・チューリッヒ湖畔にある「ユング研究所」を私もたずねたことがある。思ったよりはこぢんまりとした、閑静な施設であった。それは一九八七年か八八年のことで、当時私はまだ、オタゴ大学心理学部博士課程の学生であった。その頃の私は、職業的神経科学研究者として身を立てて行くべきかどうか迷っており、ほかの選択肢の一つとして、以前から興味をもっていたユング研究所への入門を考え、チューリッヒへ行った際、足を運んでみたのである。ただしチューリッヒへ赴いたそもそもの理由はほかにあった。その当時私は、ある可憐なスイス人女性に片思いしていた。彼女に会うために、学会などの用事にかこつけて前後三回、チューリッヒを訪れているのである。結局それは片思いに終わり、またそのような不純な動機の者が過酷

なユング研究所の門を叩く決心ができるはずもなく（学費も高かった）、すべては若気の至りの思い出になってしまったのである。

ユングは「共時性 synchronicity」という概念を作りだした人である。

それによれば、この世界は二つの因子あるいは要素から成り立っているという（ユングとパウリ、一九七六、九四ページ）。それらは何かというと、一つは原因と結果の結合からなる因果関係。もう一つは、私たちにとっては「意味」として現われる何ものかである。つまりユングは二元論者である。

これを簡単にいえば、この世界には物理学が規定するようなモノ同士の関係と、情報学が扱うような生物相互にみられる関係の二つがある。そして後者の、「意味」の関係に沿ってできごとが発生する時、その一部は私たちには「偶然の一致」にみえる。だがそれが「偶然」なのは、私たちが因果関係に従ってすべての現象を理解しようとするからにすぎない。偶然にみえる二つのできごとは実は意味の領域ではつながっている。意味でつながったものは偶然的にではなく「共時的」に発生している。共時性は物理学的な時空間系列の制約からは自由なのである。

だからこの考えによれば、私がビートたけしの「コマネチ！」というギャグを思い出してコマネチのことなどを考えたその半時間後に、街頭で買った新聞の一面でコマネチの写真と記事に接したのは、コマネチにまつわる意味が、コマネチ報道という客観的なできごとに際して、私の意識に入りこんできたのである。なぜこのできごとに際して、私の意識が択ばれたのか、または、その意味をなぜ私の意識だけが自覚できたのかは、いぜんとしてうまく説明しない。だがこの考えによると、ある意味が私の意識に入りこんできたのであって、量子のもつれが意味の意識を発生させたのではない。量子のもつれがあるとしてもそれはむしろ意味の潜入の結果である。

ユング自身は次のように共時性を規定した(同、四二ページ)。

(a)ある無意識的な像が直接的(すなわち文字通り)あるいはそうでなければ間接的(象徴的もしくは示唆的)に、夢、観念や予知の形で意識に入ってくる。

(b)ある客観的な状況がこの内容と偶然に一致する。

そしてさまざまな例をあげた。その中で私が一番おもしろいと思ったのは次のできごとだ(同、十九ページ)。原訳文をやや砕いて紹介するのを許していただきたい。

「フランス人のデシャーン Dechamps という人は、オルレアンに住んでいた子供のころ、ド・フォーギブー de Fortgibu という人からスモモのプディングをもらったことがあった。その十年後、パリのあるレストランでデシャーンはスモモのプディングをまたみつけ、一切れ食べられるかどうかたずねたところがそのプディングはすでにほかの客によって注文されていた。その客がほかでもないド・フォーギブーであった。さらにその何年もの後、あるパーティでデシャーンは珍味としてスモモのプディングをすすめられた。するとそのときドアが突然開き、よぼよぼに年取ったおじいさんが入ってきた。なんとそれはド・フォーギブーであった。彼は住所がまちがった招待状を持っており、まちがってパーティに飛びこんできたのである」

この場合デシャーンはド・フォーギブーの出現をテレパシーのように予告しているわけではない。だがスモモにまつわる意味・できごとに沿って、客観的な事態が彼に対して出現している。それはちょうど私のコマネチ体験のようだ（注9）。

（注9）この原稿を書いていた最近のこと（二〇〇七年六月）、またまた非常に似通ったできごとが起きた。そのできすぎが際立っていたのでここに記しておく。その朝私は自宅で最新号の「ネイチャー」のページを繰っていた。書評欄をみると、ジョンズ・ホプキンズ大学のD・Lという名の学者が、一般向け脳科学本を書いたという。D・L氏は可塑性研究領域ではよく知られた学者で、私も十年以上前、学会で一、二度顔を合わせたことはあった。ただここ最近は、彼の名に接する機会はなかった。「D・Lとは久しぶりだ。こんな本を書いていたのか」私は興味をそそられ記事の全文を読んだ。そのあと私は大学に出勤した。そして仕事場のコンピューターを立ち上げ電子メールをチェックした（メールは自宅でも朝チェックしてある）。するとなんとD・L氏からのメールが届いていた！彼が私にメールを送ってきたのはもちろん初めてである。それはある公的仕事依頼のメールだったが、あまりにもできすぎの「偶然の一致」であった。

ユングはこのほかにも、外国にいる友人の死を夢でみた人や、外国の町で起きた大火災を夢にみた人の例などをあげている(同、三五―三六ページ)。これらの人々の場合はいわゆる「予知」を経験しており、その数時間から数日後に、彼らは実際に電報や新聞で夢が正しかったことを確認している。ユングは、ここで重要なのは、彼らが夢みた時すでにそれらの事故は発生していたことだ、という。彼らは遠距離で生じたこと・生じていることを、実はほぼ同時刻に感じていた。だがそれらが「物理的」に、つまり普通のしかたで、彼らに知らされたのは、はるか後になってからであった。それはちょうどユリ・ゲラーやパット・プライスの例のようだ。

前述したように、なぜ特定のできごとだけが、ごく特定の人々の意識にだけ入りこんでくるのかは、この考えによっても説明できない。だがこの考えが「因果関係」の考えと大きく違うのは、この考えは、すべての「意味」なり「できごと」なりが互いに同等・等質であるとの前提は設けていない、という点だ。なぜかは知らないが、あるできごとは他のできごとに比べてその人にとってより重きをなしているのだ。

さてこのような考え方は、いい加減な、迷信じみた、非科学的な、バカバカしい、まじめに取るに足りない、むしろ廃棄すべき、科学研究者たるもの触れるのもけがらわしい(予想される批判・非難の数々)、単なる話のタネなのであろうか?

まあ、あまり思弁的になるのもよくないだろうからここでは控えるが、実はこのような考え方もそうそう「捨てたもん」でもないのである。ただここでは、

「因果関係で説明することができない現象も、もしかしたら、あるのかもしれない」と警告するだけにとどめる。そしてもう少し詳しい「思弁的な」解説は、他の解説とあわせて最終章に回すことにしよう。

続く諸章では、他の、やはりかなりびっくりものの脳研究の最新成果をいくつか紹介していくことにしよう。

第二章　脳の延長としての機械
――意志を電信する技術――

スーパーマンの悲劇

映画「スーパーマン」のスーパーマン役で有名なアメリカの俳優クリストファー・リーヴ Christopher Reeve(1952―2004)が、乗馬の競技中に落馬し、病院に運ばれたのは、一九九五年五月二七日のことであった。リーヴはバージニア大学医学部付属病院に搬送され、神経外科部長ジョン・ジェイン John Jane の診察を受けた。その結果、リーヴの第一・第二頚椎は破壊されていることがわかり、つまり彼の脊髄は脳から分断されたことがわかり、彼は手足をまったく動かせない四肢麻痺 tetraplegia に陥らざるをえないことを宣告された。

まだ四〇代のスターであった。リーヴは自殺を考えた。「殺してほしい」と頼む彼に、九歳年下の妻、女優で歌手のダナ・リーヴ Dana Reeve(1961―2006)は、泣きながらこう訴えた。

「一度だけ言うわ。これはあなたの人生であなたの決断なのだから、あなたの望むことなら私は何でもするでしょう。でもわかってほしいの。私は何があろうとこれからの長い道のりをあなたと生きていくつもりです。あなたは今でもあなたです。そして私はあなたを愛しています」
(I am only going to say this once: I will support whatever you want to do, because this is your life, and your decision. But I want you to know that I'll be with you for the long haul, no matter what. You're still you. And I love you.　http://en.wikipedia.org/wiki/Christopher_reeve 参照)

この言葉でリーヴは自殺を思い留まった。

また演劇学校時代以来の親友で俳優のロビン・ウィリアムズ Robin Williams(1952―)の助けもあった(ウィリアムズは元々コメディアンだが映画「ガープの世界」の名演などで有名)。リーヴがひとり眠れない夜を苦しんでいると、不意に病室の扉が開き、黄色い手術着に青い清掃帽をかぶった眼鏡の男が入ってきた。男は言った。

「私は肛門外科医。直腸検査をしましょうね」

それがウィリアムズであった。

「事故以来、私ははじめて笑った」

後にそうリーヴは回想している(同出)。友人同士の長い会話があった。ウィリアムズは、

「おまえのためなら何でもしよう」

そう約束した。

生きる望みをつないだクリストファー・リーヴは、脊髄損傷患者のための医療促進に尽力した。「クリストファー・アンド・ダナ・リーヴ財団」を興して脊髄研究をサポートした。また、全国を巡ってスピーチをした。さらにドキュメンタリー映画を撮って賞を得たり、みずからも映画に出演したりもした。私自身は、彼が北米神経科学会 Society for Neuroscience の大会に招待されたことがあるのを覚えている。

クリストファー・リーヴはしかし、二〇〇四年、抗生物質服薬後に心臓麻痺を起こしこの世を去った。五十二歳。献身的だった妻のダナ・リーヴもその二年後、肺癌のために亡くなった。四十五歳。まるで夫の後を追うかのようである。

クリストファー・リーヴの事故が起きたとき、私はニュージャージーに住んでいた。そしてこのニュースを新聞で知った。その二年前には私はバージニア大学に所属していて、私の働く研究室は神経外科部に属していた。だから事故の直後リーヴを診察した外科部長ジョン・ジェイン氏のことも、その風貌くらいなら知っていたのである。

このニュースが強く印象に残った理由の一つである。

脳があやつる機械

クリストファー・リーヴは根気強いリハビリテーションを続けた。事故直後は自力呼吸さえままならなかったが、毎日練習することで、人工呼吸器なしでも呼吸ができるようになった。その上達速度は担当医師が驚愕するほどのものだったという。また、技術が進歩していつかまた肉体を使うことができるようになる日を夢み、特別に開発された機具を使って筋肉の衰えを最小限に留めようとつとめた。

このような努力の結果、二〇〇〇年頃には彼は、手の指程度なら動かせるようになっていた。しかし腕を自由に動かせるまでには回復しなかったし、自力で移動できるまでには至らなかった。写真をみるとクリストファー・リーヴは、いつでも電動性車椅子に固定され、ぎごちなく顔を上向かせ硬くほほえんでいる。

五体満足な私が言うのはおこがましいことは承知で書く。四肢麻痺の人々のフラストレーションは想像に余りある。身の回りすべての世話を他人に頼らざるをえないという状況は、肉体だけでなく、精神の衰えをも誘うかもしれない。介護の手を借りず、せめて自力で部屋のドアをあけたり、コンピューターに文字を入力したりできれば、生活にはもっと張りが生まれるだろう。環境からの信号を受けるだけでなく、環境にみずから働きかけてこそ、私たちは満足をうる。

四肢麻痺患者の生活改善のため、脳に直接機械をあやつらせ、手足の代わりに働かせてはどうか、という案がある。つまり、四肢麻痺の患者でも、

「脳→脊髄→末梢運動神経→筋肉」

と連なる出力系のうちの「脳」は、少なくとも解剖学的には元のままなのだから、「脳」の後にくる「脊髄→末梢運動神経→筋肉」という介在部分を飛びこして、脳に直接機械を作動させればよいではないか、という考えである。

言うのは簡単だが、実行はむずかしい。それこそ前章であつかった念力の持ち主なら、念じることで機械のスイッチくらい動かせるかもしれない。しかし普通人ではちょっと無理である。

ところがこの無理が無理ではなくなる日が近づいているようなのだ。

「四肢麻痺の患者が、脳細胞の発火パターンを自分で意志的に変化させることで、コンピューター画面上のカーソルをあやつることができた」

という報告が、「ネイチャー」二〇〇六年七月十三日号の表紙を飾ったのである（Hochberg et al., 2006)(口絵２)。

それについて、これから報告しよう。

世界初「ヒト脳―コンピューター・インターフェイス」

ロードアイランドにあるブラウン大学のジョン・ドノグー John Donoghue ひきいる研究チームは、四肢麻痺患者の脳に慢性電極を植えこみ、そこから記録される脳細胞の発火パターンをひきがねとして、コンピューターのカーソルを作動させられないかと考えた。

彼らはハーバード大学医学部付属病院を通じて、一人の患者の了解を得た。二十五歳のこの男性患者M・N氏は、その三年前に、ナイフ傷によって脊髄が第三・第四頸椎間で切断され、肩から下の身体をまったく動かせない麻痺状態におちいっていた。彼はみずからが「実験台」になることを了承した。ホチバーグ Hochberg を実験リーダーとするこのドノグー・チームは、彼の頭蓋骨に小さな穴をあけて、四ミリ四方の大きさをもつシリコン性「電極束」を脳に植えこむことにしたのである。図示したように、この電極束は計一〇〇本の微小電極からなっている(図4)。電極一本は一ミリメートルの長さをもつ。これが〇・四ミリメートル間隔で縦横十列、整然と並んでいるのである。この小さなブラシ状の物体を、大脳の皮質表面から、電極の先端がちょうど皮質中間層に到達するように挿入し固定するのだ。

電極植えこみのターゲットとなった部位は、大脳皮質一次運動野 primary motor cortex の腕・手支配領域であった。ただしこの領域の正確な位置は人によって多少異なる。そのため研究チームは植えこみ前に、機能的磁気共鳴画像法を駆使して、M・N氏の脳のこの領域を特定した。つまり彼らはM・N氏に、

「腕を動かしてください」

などと指示を与えて想像上の動作をとってもらい、そのとき活動量を上げる脳の部位を同定したのである。

M・N氏は四肢麻痺におちいって三年もたっていたのに、つまりその間一度も手や腕を実際に動かしたことはなかったのに、運動野の特定部位の脳細胞が動作の想像にともなって活動を高めたという。

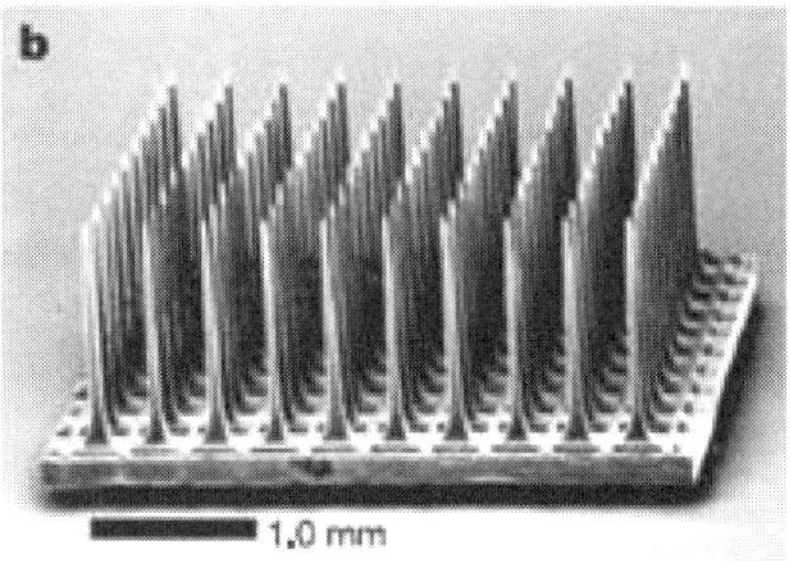

図４　M・N氏の大脳皮質運動野に埋めこまれた電極束。Hochberg et al. (2006) より許可をえて転載 (*Nature* **442** p165,2006; Macmillan Publishers Ltd)。

ここでちょっと説明だが、もしもその運動野が文字通り全く使用されていなかったなら、このようなことは起こらなかったかもしれない。おそらくM・N氏は、「精神生活」上では意識的・無意識的に手足を動かしていたのであろう。脊髄にまで軸索繊維を送りこんでいる深層細胞なら、脊髄が損傷したことで傷をこうむり、変性してしまったかもしれない。しかし皮質層の中でも、傷の影響を直接は受けなかったと思われる中間層の細胞は生き残り、麻痺におちいった後でもM・N氏の

手足運動の「意志」シグナル——それは動作意志 motor intention と呼ばれる——を受けて、活動していたのだと思われる(注10)。

(注10)もしこのようなシグナルがなければ、事故後でも動かすことができた肩や首の支配領域が拡大してきて、腕・手領域を飲みこんでしまうということが起きたかもしれない。脳機能はそのような柔軟性——専門的には「可塑性 plasticity」といわれる性質——に富んでいる。だからこそ学習によってある機能を選択的に高めることができるのである。「努力に勝るものなし」。

さて、研究チームはこうして特定したM・N氏の一次運動野の腕・手支配領域に、シリコン電極束を下ろしていった。そして実験は、以下のような手順を踏んでおこなわれた。少し長いがなるべく簡単に書くので追ってほしい。

1　まず、電極を通して判別できるかぎりの脳細胞一つ一つの活動を記録する。脳細胞は安静にしていても一秒間に数回程度は発火 firing している。発火とは、細胞膜内外の電気化学的組成がミリ秒以下の単位で急激に変化する波のような現象で、脳細胞は主にこの発火活動によって細胞同士のコミュニケーションをおこなっている。細胞は発火頻度を高めて、次の細胞に自分のもつ情報を伝達するわけだ。この発火活動は、細胞のすぐそばまで近づいた電極の先端が、鋭い電気的波(スパイク spike)として感知する。スパイク一個は通常約一ミリ秒幅で、数十——

数百マイクロボルトの強さをしめす。研究チームによると、M・N氏の脳に植えこまれた一〇〇本の電極のうち、実際に記録に使われた九六本からは、平均して一日計二六・九個の脳細胞の発火活動が記録できたという。

2　次にM・N氏に想像上の行動をとってもらい、その動作意志にともなって変化する脳細胞の発火活動を確認する。想像上の行動とは、「手のひらを開いたり閉じたり」「手首を曲げたり伸ばしたり」「両手を合わせたり離したり」といったものであった。結果は、たとえば「手のひらを閉じる」にだけともなって発火頻度を上げる細胞が認められた。細胞によってはこのような選択性をみせず、意志一般に反応するものもあったが、おしなべて各脳細胞の、動作意志選択性が観察されたという。その様子は、ちょうどサルの一次運動野の脳細胞がみせる活動に似ていたという。

3　さてこのように、一次運動野の細胞が手の動きの種類によって異なる活動をみせることが確認できたら、次にいよいよコンピューターのカーソルを動かすためのシグナルとして使う脳細胞の活動を記録する。このためにまず、研究スタッフは、コンピューター画面上のカーソルを実際に自分のマウスを使ってゆっくりと動かし、M・N氏にそれを見せた。そして氏に、「動いているカーソルを自分がマウスを使って動かしているように想像してください」と指示した。そしてその時に変化するM・N氏の脳細胞の発火活動を記録したのである。スタッフは画面上のさまざまな点から、さまざまな方向に向けてカーソルを移動させ、このテストをおこなった。この作業は、毎回実験の始めにおこなわれたが、所要時間はなんとわずか数分であるという。

4　こうして得られた多数の脳細胞の発火活動を、五〇ミリ秒ごとに分割し、各細胞の発火頻度の増加と、その増加が起きたコンピューター画面上の位置とを、対応させていった。これが、その細胞（群）が次に発火した場合にカーソルが動いて行くべき位置を決定するわけだ。この工程には特別に開発されたソフトウェアが使用された。

5　これが済んだら、コンピューター画面上には、脳細胞の発火頻度変化によって位置が変化する「ニューラル・カーサー（カーソル）neural cursor」があらわれる。そしてM・N氏はいよいよ、自分の手でマウスを操作している動作を想像し、ニューラル・カーサーを意志によってあやつる作業に入る。

結果はまずまずのものであった。

たとえば手術後九〇日目におこなわれた実験例だと、まず七十三個の脳細胞から発火活動が記録され、それを用いて右の第4過程を経てニューラル・カーサーの動きが決定された。その直後にM・N氏は、コンピューター画面の中央からニューラル・カーサーを上下左右のいずれかの方向に意志で動かす「センター・アウト作業 center-out task」を行なっている。この結果、期待した通り、カーソルの移動方向と、一定の脳細胞の発火頻度増加とは、うまく適合していることが確認された。つまり七十三個の脳細胞のうちの九〇・四パーセントにあたる六十六個の細胞が、上下左右のいずれか一方向にだけ反応して、発火活動を上昇させるのが観察されたのである。

そしてさらに、M・N氏は研究スタッフがでたらめに動かすカーソルのあとをなぞって、ニューラル・カーサーを自分の動作意志で——つまり自分の脳細胞の活動によって——、動かすことができた（口絵3）。また、M・N氏の脳細胞は、画面上にちりばめられた障害物を避けるようにして、ニューラル・カーサーをあやつることにも、大体において成功した。さらにまた、M・N氏の脳細胞の活動は、ロボット腕にシグナルとして入力された。こうして彼は、自分の動作意志によってロボットの手を開閉させたり、物をつかんで移動させたりということまでできたという。

ホチバーグたちは次のように書いた。

「M・Nは簡単なコンピューター・インターフェイスを使って電子メールを開くことができたし、絵画ソフトを使って円を描くこともできた。……彼はテレビの音量、チャンネル、電源を操作することもできた。しかも彼は「ニューラル・ポング Neural Pong」とわれわれが名づけたテレビゲームで遊ぶことさえできた」（p 169）

これは大変な技術の発展である。

脳―コンピューター・インターフェイスの意義

人の脳細胞の電気活動が直接の信号となって、それに接続された機械が操作される……。このテクノロジーがもたらす意義・福祉的貢献ははかり知れない。不幸にも四肢麻痺におちいった人々の、生活の質の飛躍的向上が可能となるかもしれないのである。もしクリストファー・リーヴが生きていたら、次は自分を実験台にしてほしいと申し出たかもしれない。

ただし、この技術が本当に実用化されるまでには、まだいくつもの難点を乗り越える必要がある。最大の難点は、植えこまれた電極束の恒久性の問題だ。ホチバーグたちによると、M・N氏に植えこまれた電極束からの記録は、手術後六ヶ月半で急にその数が落ちてしまった。調べてみたところ、九十六本の記録電極のうち五十四本までが、アース電極とのショートを起こして使いものにならなくなっていたという。

また彼らは、M・N氏の後にも、べつの五十五歳の男性患者に同様の手術を施していたのだが、この患者の場合も、植えこみ後十一ヶ月で、なぜか突然、ほとんどの電極からの記録が不可能になってしまったという。

ただしこの両者とも、植えこみを受けて傷ついた組織が引き起こしうる「神経膠症 gliosis」の影響はなかったらしい。神経膠症とは、傷を受けた神経組織を、周囲の膠細胞 glial cell が増殖しておおっていく現象だが、これが生じると電極の先端がおおわれて脳細胞の発火活動を拾えなくなる可能性がある。

しかし理由はなんであれ、このような故障はあってはならないものだ。この電極束装具は将来、恒久的に植えこむことを目指すものである。不具合が生じるたびに手術をして植えこみ直していたら、大変な手間がかかるのはもちろんのこと、皮質組織がしだいに傷ついてゆき、小さな腕・手支配領域は致命的損傷を受ける可能性がある。つまり腕・手支配領域が消滅してしまうこともありうる。これは絶対に避けなければならない。

もう一つの難点は、患者がどこまで自立的にこの人工装具を身につけ扱うことができるかという点だ。Ｍ・Ｎ氏の実験では、脳に植えこまれた電極束装具にはコードがつながれ、コードはかなり大がかりな機械群へと接続されている。まずこれをワイヤレスにし、小型化する必要があろう。

そのうえ、Ｍ・Ｎ氏の実験では、脳細胞の発火の方向選択性を事前に決定するときに、毎回研究スタッフの助けを借りなければならなかった。これも患者が一人でできるようにする必要があるだろう。というのは、この脳細胞の発火活動のキャリブレーション（調整）というのは、最初に一度済ませればそれでおしまい、というものではないからである。植えこまれた電極の先端は微妙に動く。脳細胞の細胞体直径は大きくてもせいぜい五〇マイクロメートル（一ミリの二十分の一）程度だから、ほんの少しの移動によって、きのう記録された細胞が今日は見当たらない、ということが起こる。だから頻繁にキャリブレーションをやり直さなければならない。

こう考えてくると、脳に直接電極を埋めこまないで、同じことを脳の外側からの脳波測定によってできないものか、と誰もが思うところだ。実際、次の項で説明するようにそうした試みもあり、それなりの成果を上げている。だが今の段階では、何週間にもわたる相当の訓練が必要とされるようだ。

したがって現段階では、わずか数分のテストによって実行可能、しかもかなりの精度を持つこの植えこみ式「脳―コンピューター・インターフェイス装具」は、画期的な新技術であるといえる。

さて以下の項では、ここで紹介したM・N氏にまつわる素晴らしい実験がどのようにして可能となったのか、どのようないくつもの研究グループの地道な仕事が、この最新成果を可能にしたのかを、ざっとだが追ってみることにしたい。ロボット工学の専門家ではない私は、痒いところに手が届くような絶妙さでそれらを紹介することはできないかもしれない。しかし大体の感じを読者の方々がつかんでいただければ幸いである。

脳―コンピューター・インターフェイス技術の発展過程

①ウェズバーグたちの実験

最初のメジャーなブレイク・スルーの一つは、ノースカロライナ州ダーラムにある、デューク大学神経生物学・生物工学部のニコレリス Nicolelis 率いる研究チームが、ヨザル owl monkey を被験者にしておこなった実験であった(Wessberg et al, 2000)。

ウェズバーグを実験リーダーとするこのニコレリス・チームは、二匹のヨザルの大脳皮質数箇所に電極束を植えこんだ（口絵４）。そしてサルがレバーを左右に動かすという一次元的な動作や、目の前の箱の中の食べ物をつかむという三次元的な動作をする時に発生する脳細胞の発火活動を記録した。彼らの最終目的は、これを利用して、リアルタイムでロボット腕を動かせないか、ということであった。

実験に使われたヨザルのうち一匹目には、左右両半球の運動前野背側部 dorsal premotor cortex に十六本ずつ、一次運動野に十六本ずつ、そして頭頂葉後部 posterior parietal cortex に十六本ずつ、計九十六本の電極が植えこまれた。手術後一―二週間から実験をはじめて、一年間にわたって記録はおこなわれた。二匹目のサルでは、左半球の運動前野背側部と一次運動野にそれぞれ十六本ずつの電極が挿入され、脳細胞の記録は二

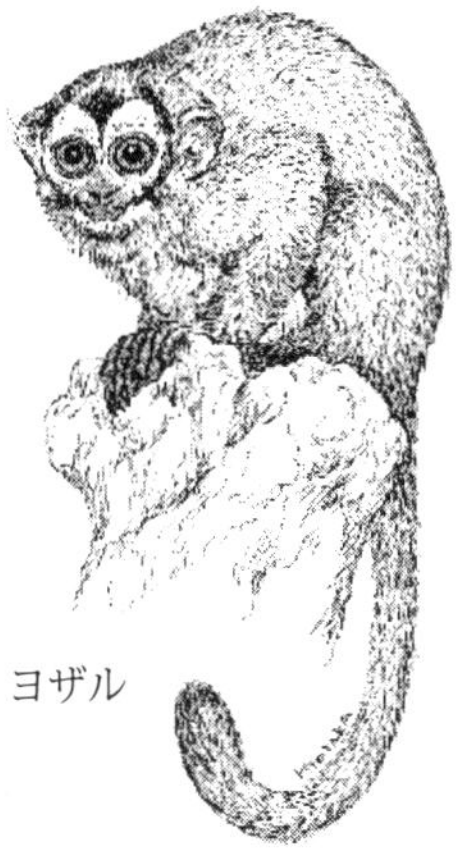
ヨザル

年間におよんだという。

お気づきと思うが、この実験の特徴は、いくつもの小規模な電極束が、大脳皮質のいろいろな部位に植えこまれているという点である。これには以下のような理由がある。

サルやラットを使って、脳のさまざまな構造や核nucleusから、脳細胞の発火を記録するという型の研究は、ここ半世紀近くは続けられている。しかし、「記憶」・「予測」といった複雑な認知過程はいうにおよばず、「腕をある仕方で動かす」といった単純な――と一般には思われている――過程でさえも、脳内でどのようにシグナルがめぐって、どのように最終的な出力につながるのかの詳細は、いまだに完全に分かったとはいえない。たとえば運動前野背側部は「動作の時空間的な組み立ての決定」に、一次運動野は「具体的な動きの出力」に、そして頭頂葉後部は「物体の空間内での位置認識のための視覚的・感覚的情報の処理」に、それぞれ重要であると考えられている(Mussa-Ivaldi, 2000)。だが、ロボット腕を操作するという実用的目的のために、いったいどの脳部位の細胞活動がもっとも適しているのかは、この段階ではほとんど知られていなかった。だから、それを知るための試行錯誤という側面が、この研究にはあったのである。

さて、まずウェズバーグたちは、サルが腕を動かしているときの細胞の発火活動を、これら複数の脳部位から記録して、それらを一秒間隔ごとに区切った。そしてさらに、その一秒ごとの発火頻度を、とりあえず異なる部位間で加算して行った（注　実際には、各細胞の発火頻度数には、その細胞の反応の良し悪しによって独自に決定された係数が掛けられている。Mussa-Ivaldi, 2000）。そして、得られた発火頻度の加算値を、それが生じた時間に、サルの腕が空間内のどの点に来ていたかに対応させていったのである。この処置をすると、一次元あるいは三次元空間内のある点に次に腕が実際に来るとき、その位置を計算によって非常にうまく予測することができたという。

この手続きが済んだら、次にウェズバーグたちはいよいよ、この計算処理を媒介として、脳細胞の活動をロボット腕に入力した。ロボット腕は予想通り、腕の動きと非常に近い動きをみせたという。ここで面白いのは、ウェズバーグたちは、彼ら自身の実験室でロボット腕を操作させただけでなく、インターネットを通じて、ライブで、サルの脳細胞活動をマサチューセッツ工科大学まで送信したという点だ。こうして彼らは、遠距離でも同様にロボット腕を操作することに成功した。

ここまでは、ウェズバーグたちは、三つの異なった脳部位から記録された細胞活動を加算して、それを出力としている。しかし彼らの実験の重要テーマのひとつは、これら三つの脳部位——つまり運動前野背側部・一次運動野・頭頂葉後部——のうち、いったいどの部位の細胞活動が、ロボット腕を正確に操作するのに最適かを知ることだった。将来この技術が人間に適用された時、もしこれがわかっていれば、いたずらな試行錯誤の手術をほどこす手間がはぶけるというものだ。調べた結果、ロボット腕を動かすのに最適だったのは、運動前野背側部の細胞活動であったという。つまり、腕の実際の位置と、細胞活動をもとに計算ではじき出した予測位置とが、もっとも高くマッチングするのは、この部位の細胞活動を使用して計算した場合であった。たとえば一次運動野の細胞と比較すると、運動前野背側部の細胞活動をもちいて予測した場合、およそ半数以下の細胞活動を考慮にいれるだけで、同じくらい正確に、腕の位置を予測することができたという。

運動前野背側部の細胞活動は、この後の研究ではとくに優先的に用いられているわけではない。たとえば前に紹介したM・N氏の実験では、むしろ一次運動野の細胞活動が利用されている。しかし、複数の部位を比較したという点でこの研究は興味ぶかいし、何よりも脳—コンピューター・インターフェイスの最初の実験例という点で、この研究の貢献度は高い。

②テイラーたちの実験

右のウェズバーグたちの実験では、毎回実験を開始する際に、そのとき記録できた脳細胞の活動状態がまずテストされ、それによって、計算方法が毎回柔軟に、適応変更されている。しかし、実験のおこなわれている最中は、被験者の脳細胞の活動とロボット腕の動きは「一方通行」にすぎない。

どういうことかというと、被験者のヨザルは、自分の腕を動かしてはいるが、ロボット腕の動きに注意しているわけではないということだ。つまりサルが感知しているのは自分の腕であって、ロボット腕ではない。ロボット腕は、サルが腕を動かした結果として、腕をまねて、別個に動いているにすぎない。

この点は改善されなければならない。というのは、クリストファー・リーヴやM・N氏のように、四肢麻痺におちいった人々は手足をまったく動かせないわけだから、そもそも「腕の実際の動きによる脳細胞の活動変化」というものが記録できない。彼らは、自分の目で見ながら、腕の動きを想像し、コンピューターのカーソルなりロボット腕なりをうまく動かせるように練習するしかないのだ。つまり視覚的なフィードバックがなければならないのである。右のヨザルのようにみずから自由にレバーを操作し、その時発生した皮質の細胞活動を拾って、それを元に別個に機械を動かすというのは、あくまで技術開発のための第一ステップにすぎない。

自分の目で確かめながらやることで、脳細胞が動かす対象の動きをより効果的にできないか、というアイデアをサルではじめて試したのは、アリゾナ州立大学生物工学部とサンディエゴ神経科学研究所に所属する三人の研究者、テイラー Tayler、ヘルムス・ティラリー Helms-Tillery、シュワルツ Schwartz の研究チームであった (Tayler et al. 2002)。

テイラーたちは、二匹のアカゲザル Rhesus macaque を被験者として、この視覚的フィードバックが脳細胞の活動におよぼす効果を調べた。彼らのおこなった実験は以下のようであった。

1　まず、一次運動野にあらかじめ電極を植えこんだサルに、コンピュータースクリーン上で三次元的立方体をみせる。そしてその中心にあらわれるカーソルを、立方体の八つの角のいずれかに向けて移動させていくという作業を、自分の腕を使って行なわせる。これはM・N氏が行なった「センター・アウト作業」に似ている。サルは腕を机の上で動かしてスクリーン上のカーソルをあやつり、この作業をする。そして同時に、この時のサルの一次運動野の細胞から、発火活動を記録する。記録された細胞の数はいちどきにおよそ十八個で、これはウェズバーグたちの実験に比べるとかなり少ない。だがこれをもとにテイラーたちは、カーソルをこれら脳細胞の発火によって動かすプログラムを作成した。

2　これが済んだら次に、テイラーたちは二通りの操作をした。第一は、右のウェズバーグたちの実験と同じ操作である。つまりサルに同じ作業をくりかえさせ、その時生じた細胞の発火によって、作成ずみプログラムを通じて、別個のカーソルを動かし、これが果たして実際にサルがあやつるカーソルと同じ動きをみせるかどうかを調べたのである。

第二の場合はちょっと違っている。サルがスクリーン上で見ながらあやつるカーソルは、実は自分の腕の動きと直接には連結していない。それは、プログラムを通じて自分の脳細胞があやつるカーソルなのだ。だがもちろんサルはそんなことは知らない。だからこの第二の場合、サルは最初、腕を動かしているにもかかわらずカーソルがうまく移動してくれないので、戸惑うであろう。しかしそれを「意志」によってうまくコントロールできるようになるであろうか？

結果は予想した通りのものであった。まず、右の第一の方法を用いた場合だと、やはりたった十八個の脳細胞の活動だけでは正確な予想は無理で、カーソルはたいていまちがった角へと移動していってしまう。ところが第二の方法を用いると、サルはすぐに要領をえたという。自分の脳細胞の活動を、結果的に計算に合うよう適応変化させ、およそ半数の場合でカーソルを正しい角へと導いていけるようになったという。

これに力をえたテイラーたちはさらに、四肢麻痺におちいった患者への実用化の場合を想定し、サルの両腕を動かないように縛りつけ固定した。そして文字通り意志だけで、サルがカーソルをうまく操作できるようになるかどうかを調べてみた。

当然ながら腕を縛られたサルは、最初、固定器に逆らって腕を動かそうともがく。だがすぐにそんなことをしなくてもカーソルは無事動いていくことを覚えて、暴れるのをやめるという。そして念じる作業にいそしむようになるという。そのときにサルの一次運動野の細胞発火はどうなっているかと見てみると、なんと、細胞一つ一つの発火の方向選択性が鋭く変化していくのが認められたのである。つまり、計算に結果的に合うよう、サルは腕を使わず、目からの入力と意志だけで、自分の脳細胞の発火の特性を変化させ、作業を上達させることができたのである。

このテイラーたちの仕事は、自分の目で見ながらやれば、非常に少数の脳細胞からの記録で機械をあやつることができるのを示した点、そしてまた、意志作業の上達につれ、脳細胞の活動特性が変化して行くことを示したという二点で、脳―コンピューター・インターフェイス技術発展のブレイク・スルーの一つであった。

③マサラムたちの実験

ドノグー・チームのM・N氏の実験と、右に紹介したテイラーたちの実験では、一次運動野の細胞が記録の対象となっていた。一次運動野は、脳内の運動系の出力の中では「最終段階」に位置する部位である。この段階まで来ると、脳細胞の活動は、

「腕の上下や左右への移動」

というような、非常に具体的で明確な意味を担うようになる。出力のこのいわば「結論」は、あくまで機械的で割り切れたものだ。当たり前の話だが、右に手を動かしたということは、左に手を動

かしたということとは明確に異なる。

しかしもし、この決断にいたるまでの間に、主体が経験した感覚や感情に目を向けるなら、話は違ってくるだろう。サルは実はかなり思い悩んで、逡巡に逡巡を重ねた挙句、右を選択したのだ、ということは大いにありうる。たとえば、右に手を動かすとオレンジジュースが手に入り、左に動かすとリンゴジュースだった場合、サルは甲乙つけがたいこの選択をするために、記憶や感情を動員し、それらを秤にかけ、迷った挙句に「右」への意志を形成し、そしてその意志を最終的に白黒のはっきりした「運動」へと噴出させたのかもしれないのである。

サルと比較して大変に申し訳ないが、女性あるいは男性が結婚相手を決める時なども、根本的には同種の心的操作をしていると思われる。

さてここに、

「このような「好み」や、好む対象へとアプローチする意志の脳内シグナルも、将来、脳―コンピューター・インターフェイスを実用化する上で、重要な要素となるのではないか」

そう考えた研究チームがある。

これは重要な課題なのである。というのは、「ロックト・イン locked in」といわれる重度の患者になると、手足を動かすことはおろか、言葉を発することも、眼球を自由に動かすことさえできない。そのような患者にとっては、機械の動きが自分の感情の発露であることは、じつに切実な要求だからだ。

カリフォルニア工科大学のマサラム Musallam とアンダースン Andersen を中心とした科学者チームは、三匹のアカゲザルの、主として頭頂葉内側部内領域 medial intraparietal area に電極を植えこんだ (Mussallam et al, 2004)。頭頂葉内側部内領域というのは、頭頂葉リーチ領域 parietal reach region と呼ばれる領域の一部にあたる (口絵5)。

頭頂葉リーチ領域はその名の通り、空間内のある対象に手をのばし、「リーチする」行動をつかさどっているのだが、この「リーチ」はたんなる機械的な動きではない。脳内のこの段階での「リーチ」は、まだ、空間内の対象に対して主体がくだした感覚的・感情的な「判断」を強くふくんだ「リーチ」だと考えられるのである。

つまり、マサラムたちが提出する図式によると、「視覚に頼った動作」というのは、次のような経路をたどって作られて来るという (p 258)。

「線条体外視覚野 extrastriate visual cortex」→「頭頂葉リーチ領域および皮質第5野」→「運動前野背側部」→「一次運動野」

説明すると、

1　視覚野に入ってくる具体的な対象（オレンジ・リンゴなど）の像は、まず頭頂葉リーチ領域に伝わり、そこでその意味が、つまり主体にとっての「好み」などの意味が、測られる。

2　処理されたシグナルは、次に運動前野背側部へと伝わる。そこで好みの対象に対するもう少し具体的な「動作意志」が形成される。

3　この動作意志は次に、一次運動野へ伝わる。ここでいよいよ具体的・機械的な「右・左」などの動きの出力となる。

だから、もし右の段階1での脳細胞活動がサルの実際の腕の動きをうまく予想することができれば、将来、好みに基づいてロボット腕を動かしたり、カーソルを移動させたりすることが可能になるだろう。これは前述したように、非常に大切な発展なのである。

ちなみに前に紹介したウェズバーグたちも、頭頂葉の細胞活動を記録してはいる。しかし彼らの場合はあくまで、腕の機械的動きによってロボットをうまく動かせるようになるための調査として、記録をおこなったのである。サルの「好み」という感情的要素までは考慮に入れていない。これがマサラムたちの実験と決定的に異なる点である。

実験は、具体的には次のようにおこなわれた。

まず六四本の電極がリーチ領域の一部である頭頂葉内側領域に植えこまれ、サルは次のような簡単な作業をおこなう。

「コンピュータースクリーンを見て準備しているサルに、スクリーン上の四つの場所のどこかに緑色の三角形サインが〇・三秒だけ点って消える。サルはその場所を一―二秒間覚えておいて、合図とともにそのサインが点った場所に手を動かす（リーチする）。正解ならジュースがもらえる」

マサラムたちは、サルがこの作業をしている時の頭頂葉内側領域の細胞活動を調べてみた。すると予測通り、まずリーチにともなって細胞の発火頻度は上昇していた。だがおもしろいことに、それとは別に、リーチする直前の一―二秒の間にも、つまりサインが点った場所をサルが心にとめている時間にも、細胞の発火頻度は急激に上がっていたという。この後者の発火頻度上昇は、サルがリーチする意志を維持している時間に起きていることになる。

したがって、

「どうやらこの活動は、リーチのためのサルの心的操作に対応しているようだ」

マサラムたちはそう考えた。つまり彼らは、「具体的な視覚入力と、具体的な運動出力との間に、脳内で生じる感覚的・感情的操作に対応する細胞活動」を拾いあげたのだろうと考えた。

そこで、まずはこれらの細胞発火の上昇の記録から、サインが点った場所を予測する計算プログラムを彼らは作成した。そしてそのあと、「脳コントロール作業」と彼らが呼んだ作業をサルにさせ、この細胞発火の頻度上昇が、本当にリーチする意志に関係しているのかどうかを確かめることにした。

これはどういう作業かというと、この場合サルは最初の作業と同じように、サインが点った場所を一―二秒の間覚えていることを要求されるのだが、実際に手を動かしリーチしてしまうとジュースはもらえないのである。つまりサルは念じるだけで、手はスクリーンの端にそえたまま動かさないようにしなければならない。もしこの時に発生する細胞の活動が本当にある場所へリーチする意志を表わしているのなら、この細胞活動を用いることによって、サインが点った場所を計算で割り出すことができるはずである。

マサラムたちはそこで、このような細胞活動を拾いあげ、それを元に、最初に作成しておいた計算プログラムを通じて、サルが四つのうちどの場所を念じているのかを割り出した。そしてこの計算予測が実際にサインの点った場所と一致していた場合を「正解」とし、サルに初めてジュースをあたえた。だからジュースが欲しいサルは、手は動かさずに、正しい場所を有効的に念じる作業にいそしむことになる。

結果は、驚くべきことに、たった八個の脳細胞の活動をもとに計算した場合でも、六四・四パーセントの確率で、サルは「正解」を得ることができたという。

最後にいよいよマサラムたちは、サルが念じている時に発生するこの領域の脳細胞の活動は、対象への「好み」も反映するのかどうかを調べてみた。このためには右と同じ「脳コントロール作業」が使われたが、ある点を彼らは改訂した。彼らは緑色に点る三角形サインの大きさを毎回変化させたのである。サインの大きさは、与えられる報酬の質や量の違いを知らせている。たとえば大きな三角形はオレンジジュース、小さな三角形はただの水、という具合である。もちろんサルは、ただの水よりもオレンジジュースのほうを好む。

実験はやはり成功で、頭頂葉内側領域の細胞は、大きな三角形が点った場合には、発火をより大きく上げることがわかったのである。つまり、同じ「リーチ」への意志でも、期待にあふれてするリーチと、「まあ、ないよりはいいか」でするリーチとが、この領域の脳細胞の活動に反映しているということだ。

マサラムたちは次のような展望で論文を結んだ(p 262　大谷要約)。

「もしこのような脳細胞活動によっても機械が動かせるなら、将来患者の好みに従って動くロボットの開発が可能になるかもしれない。また意志表示ができなくなっている患者の感情の動きを、機械の動きとして表現し、知ることができるようになるかもしれない。

さらに私たちのこの研究が示すのは、すべての認知過程に関するシグナルを利用することができるだろうということだ。将来、たとえば患者の言語中枢から思考のシグナルを記録することで、時間がかかるキーボード操作をはぶくことができるようになるかもしれない。また、感情中枢から細胞記録をとることで、その患者の感情状態をオンラインで表示することもできるようになるかもしれない」

私たちのもっとも原始的な感情行動である怒り rage・摂食・交尾などをつかさどっているのは、視床下部 hypothalamus である。脳の奥にあるこの小さな核からの記録は技術的に困難であろうし、かりに可能だとしても、このレベルまで下るのが実用的かどうかはちょっと疑わしい。だがもちろんそこまでいかなくとも、たとえば、皮質の中でも感情的要素を含んだ判断に関わっているとされる前頭前野腹側部からの記録などが、将来適用されるかもしれない。

④ウォルポーとマクファーランドの実験

ここまで紹介した研究はすべて、大脳皮質に電極束を直接植えこんで、細胞活動を記録する方法を用いたものだった。だがこれと同じことを、そんな手術をおこなわずに、頭の表面からの脳波の測定でできないものか、と考えたチームがあった。前述したように、繊細な脳組織に直接金属装具を植えこんでしまうというのは、技術上また健康上のリスクが大きいからだ。ただし脳波は少なくとも数万という数の細胞活動の総和だから、感覚なり動作なりの細部を読みとるのには適していない。だが実用化の容易さという点では植えこみ式にはるかに勝る。

ニューヨーク州立大およびニューヨーク州衛生局のウォルポーとマクファーランドは、健康な男女一人ずつと、車椅子使用者の男女一人ずつの計四人を被験者としてつのった (Wolpaw and McFarland, 2004)。そして六四本の電極を彼らの頭蓋表面に接着して脳波を測定した。ちなみに二人の車椅子使用者は下半身不随だったが、腕は健康人のように動いた。

作業はどのようなものだったかというと、前に述べたM・N氏がいそしんだものとほぼ同じだ。つまりコンピュータースクリーンの中央にあらわれるカーソルを、スクリーン八方の隅にある数センチ四方の大きさのターゲットまで動かして行くというものである。

もしマウスを使ってやれば、これはまったく単純な作業で誰でもできるが、脳波を変化させることでできるものだろうか?

結果から言うと、上手下手の違いはあったが、四人の被験者ともこの作業をマスターしたという。速ければ一秒以内、遅くても三秒前後で、カーソルは要求されたターゲットをヒットした。ヒット率は、一番上手だった被験者で九二パーセントに達したという。また、健常者より障害者の方が上達度は高かった。だがこれは多分「やる気」の違いではないかと思われる。

ちょっと技術的な解説だが、この実験でウォルポーとマクファーランドが用いた脳波の種類は、左右の頭頂葉の体性感覚野と運動野付近につけられた電極から記録されたもので、ひとつは一秒間に十二回の振幅を示すもの、もうひとつは一秒間に二十四回の振幅を示すものだった。腕を垂直・水平に動かすと、体性感覚野・運動野の脳波には、これらの二種類の波が強度を上げてあらわれる。ウォルポーとマクファーランドは、前者の波をカーソルの垂直方向の移動に、後者の波を水平方向の移動にと、分割利用したのである。

被験者たちは作業を始めてしばらくは、想像の中で腕を動かし、右のような脳波変化を努力して起こすことで、カーソルをあやつった。しかし慣れるにしたがってこの操作は自動的になったという。つまり腕を動かす想像などしなくても、ただ念じるだけでカーソルを動かせるようになったのである。これによっても、いかに「意志」が強い役割を果たすのかがわかる。

だが、この脳波式の欠点は、熟達するまでの練習に大変な時間がかかるという点だ。週に二回から四回の練習で、右に述べたような熟達度に達するまで早くて五週間、へたをすると三十週以上かかった。いちどきの練習は約三十分で済むらしいが、この三十分間にはなんと二百回近くの操作練習がおこなわれている。かなりの詰めこみである。

これではたった数分の練習で簡単にカーソルを動かせるようになったM・N氏との違いは大きい。

だが、その一方で、電極を頭皮に接着するだけで済むこの脳波式の安全度と恒久性は、頭蓋に穴をあけて脳組織を侵襲するM・N氏使用の植えこみ式とは、比較にならない。将来は、用途と患者の要求によって、両者が使い分けられるようになるかもしれない。あるいはウォルポーとマクファーランドが指摘しているように、両者の中間をとって、頭蓋に穴はあけるものの脳組織内には侵襲せず、皮質の表面から脳波を記録する「皮質波法 electrocorticography」が用いられるようになるかもしれない。

脳―コンピューター・インターフェイスの意味

本章で私は、計五例の脳―コンピューター・インターフェイス実験を紹介した。

最初は、実際に腕を動かしているときに発生する脳細胞の活動を拾って、それをもとに別個に機械を動かしていただけだった。しかし次に、自分の脳細胞があやつる機械の動きを自分の目で見ることで、その動きをより正確なものに修正できるようになった。さしてさらにこの過程を、腕の動きはまったく使わずに、視覚入力だけに頼って行なえるようになっていった。さらにまた、具体的な「動き」というよりはむしろ、つかみたい対象への「好み」に対応する脳細胞活動を用いることによっても、機械を操作できるかもしれない可能性が示された。

このようにして私たちの「意志」に対応して発生する脳細胞活動を、電気信号に変換し、手足を飛びこして直接機械を操作させることに成功したわけだ。電気信号を介しているとはいえ、脳が環境に直接働きかけることができるようになったわけである。

ここで読者の方々はこう思うかもしれない。

「もし脳細胞の活動が直接機械を操作することができるなら、私たちの手足とは機械と同じなのか」

その通り。

物理化学的な信号を受けて操作されるという点では、手足と機械は大差ない。使われている素材や精密度などに違いがあるとしても、だ。この意味では、手足は脳の末端に備えつけられた動力学的道具 kinetic tool である。

ただし私たちヒトの場合は、その動力学的道具はそれだけでは飽き足らず、さらに精度が高い、さらにパワーアップされた動力学的道具を作りだし使いこなす。今回の実験はこの中間段階を飛ばして、脳と非身体的道具とを直接連結させてしまったわけだ。

私はこれを可能にしたテクノロジーの優秀さに対しては賞賛を惜しまない。しかし、ちょっとおこがましいかもしれないが、ここに突出した新概念・コンセプトが付加されているかというと、その点ではこれらの研究は驚くべきほどのものではないかもしれない。……というのはこの種の研究は、ここ百年ほどの、いや、やや誇張すればデカルト Rene Descartes(1596—1650) 反射学以来の、脳神経科学発展の潮流の、正確な延長線上にあるといえると思うからだ。脳神経科学の本流は結局のところ、「身体・心理の機械視」にのっとって進められてきたのである。……繰り返すが、その限りにおいては、これらの研究は快挙なのである。

右で私は手足と機械は大差ないといった。だが現段階ではまだこの両者には大きな違いもある。それは何かというと、

「手足は感じる」（注11）

という点である。

「当たり前じゃないか」

まあそうおっしゃらないでいただきたい。これはあらためて指摘してよい重大な相違点なのである。

（注11）これも最終章のトピックだがちょっと触れておくと、「感じるのは手足ではなく脳だ」などというのが昨今のはやりかもしれない。しかしよくよく考えるとこの提言には大きな意味がない。それなら「見るのは眼ではなく視覚野だ」とでもいうのであろうか？（この種の議論はBennett and Hakker (2003) が書いた教科書の3章と5章にも詳しい。興味ある人は参照のこと）　詳細は第五章に回すが、脳と手足は明らかに「つながっている」。つながっているものを二つかそれ以上の部分に分けて、本来は全体に対応している言葉を一部分にだけ当てはめ、諸部分を別々に扱うのはまあ当人の勝手とも言える。それは機械論的・動力学的には大いに意義があるだろう。だがそれを感覚にそのまま当てはめられるかというと、コトはそれほど簡単ではないはずだ。

手足を飛ばして身体外の道具と脳とを直接連結させた……そうしたあと、脳からの「出力系」の場合なら、脳の運動野が発生させた活動を拾って応用するわけだから、今回のように組み立て可能であった。だがその「入力系」となると、外部から、脳細胞の活動を発生させてあげなければならない。これは技術的にはまだかなり困難である。ただもしも、

「ロボット腕には感覚なんて必要ないよ」

というのであれば、この問題は問題ではなくなる。私たちの皮膚や筋肉は物理的衝撃や化学的刺激に対して極端に弱いから、「感じる」必要があるが、その点ロボット腕は丈夫で、たいていのことは意に介さない。……しかし感じるのは危険を察知するためばかりではない。動きをうまく適応させるためにも必要だ。したがってやはり、将来、「感覚をもったロボット腕」というものができるかもしれない（注　その試みは近い将来始まるだろう。Nicolelis, 2001)。

これではまさにＳＦの世界だ。そしてここまで来ると、あの哲学の大問題、

「身体と物体の境界はどこか？　感覚の発生場はどこか？」

という問いが浮かびあがってくる。

これについてはかのウィトゲンシュタイン Ludwig Wittgenstein(1989—1951) がいろいろ論じたりもしている。だがそれはここでは追求しないで、最終章でまとめて扱うつもりである。

最後にもう一つだけ、Ｍ・Ｎ氏の実験などから考えさせられる「意味」がある。それは、

「動作意志はいったいどこからくるのか」

という点である。

M・N氏はたとえば、「手のひらを閉じてください」という指示を受けてその具体的動作をみずから意志した。そしてその意志が、彼の一次運動野の中間層細胞に特定の活動を発生させた。脳解剖学的には、このような動作の意志は、主に運動野の少し前方にある「運動前野 premotor cortex」の細胞活動に対応することが知られている。つまりこの部位が「自発的・具体的動作」発生のための重要な座 locus であると考えられるわけだ。しかしながら、運動前野の細胞が活動するためには、やはりどこかから刺激が来なければならない。そのような、動作意志の原型ともいえるもっと抽象的な意志は、運動前野のさらにもう少し前方にある「前頭前野 prefrontal area」という皮質部位の活動が、その重要な源となっていると考えられている（第四章参照）。しかし、前頭前野の活動も、やはりその前に発生したどこか別の部位の細胞の活動に依存している……。

私はアタリマエのことをさも問題があるかのように流布して、読者を混乱させようとしているのではない。重要なことだと思うから言っているのだ。一般に動作意志・自発的動作 spontaneous action といったとき、私たちは漠然と、

「この精神内の自立的な「意志」が引き金 trigger として働いて、脳の特定部位の細胞活動を発生させる」

という構図を描く傾向がある。たとえば極端な例だと、ノーベル賞学者ジョン・エックルズ John Eccles (1903—1997) は、

「精神世界の要素サイコン psychon が運動野の細胞に働きかけることで、意志行動が起こる」

と言って、その様子を図示した (Ecclies, 1989, p 190。第五章の図10を参照のこと)。

だが、そうは考えないで、

「私たちが普段ばらばらに分けている要素というのは実はつながっている。「自発的意志」といっても実はその前に起きたことに依存している」

そう考えるのも、少なくともある場合には、有用かもしれない。……だがここではやはり警告を発するだけにとどめて、詳細は最終章に回そうと思う。

本章では意志電信のための、脳から環境への「出力」についておもに触れたわけだが、一方で、環境からの「入力」は「記憶」として脳内部に痕跡 trace を蓄積していく。いわゆる時間軸に沿って、脳そのものを変え、出力の性質をも変えていく。記憶は脳にきざまれた過去だ。これなしには私たちは、何もすることができない。次章では、この記憶という不思議な現象にまつわる、最近のいろいろな成果について報告しようと思う。

第三章　脳にきざまれた過去
――記憶という不思議な現象――

よみがえる過去

古今東西あまたある文芸作品の中、記憶にまつわる描写で一番有名なものといったら何といってもあの、マルセル・プルースト Marcel Proust(1871―1922) の描いた『失われた時を求めて A la Recherche du Temps Perdu』の冒頭部分であろう。紅茶にひたしたマドレーヌの味から幼少の頃の思い出がまざまざと脳裡によみがえってくる、というアレである。そこからこの二十世紀を代表する長大な小説は幕をあける……らしい。というのは実は私はこの小説を読んだことがない。若いころ奮起して本屋へ買いに出かけたら、分厚い文庫本が十巻ばかり横並びに並んでいたので、そのまま逃げ帰ってきた。

だがこの場面がいろいろな所で頻繁にとりあげられるのは（だから私でも知っているわけだ）、この小説の芸術的な価値のほかにも、このような経験が私たちになじみ深いもので、そのくせ私たちをとても不思議な気持ちにさせるものだからだろう。数十年…とまでは行かなくとも十数年の長い間、一度も思い出したことがなかったはずの出来事や人物についての思い出が、何かをきっかけに鮮明に、そして芋づる式にズルズルと、意識によみがえってくるというのは、考えてみれば不思議なことだ。

ここで質問。

「そんなに長い間、記憶は一体どこに行っていたのでしょう？」

古い記憶には誤謬・ゆがみが混じっているのは確実とはいえ、思い出した人物の名前やら何かの事実やらは、もし調べれば客観的に存在するものにちがいない。ということは、一度つくられた記憶が変わらずに長い間どこかに貯蔵されていて、それがある時、堰を切って意識に再登場したのだ、と考えるのがごく普通のように思われる。そこで現代神経生物学は、

「記憶はおもに脳細胞間の連結部シナプス synapse（注12）に生じた物理化学的変化の集積として、脳の中に貯蔵されていた」

（注12）神経細胞と神経細胞との連結間隙部をこう呼ぶ。二つの神経細胞はわずかな間隙を隔てて接している。そして多くの場合、この間隙部へ伝達物質とよばれるグルタミン酸などを放出し相手と連絡をしている。この連絡の効率――シナプス伝達効率 synaptic efficacy――が物理化学的変化によって上昇すれば、神経細胞間の連絡の通りがよくなり、脳内で情報が有効に回転するということになる。これが記憶のメカニズムであろうと考えられている。

そう考える。だから、何かのきっかけ trigger さえ与えられれば、その貯蔵されていた記憶の回路は再回転し、私たちはそれを意識の上でイメージとして再自覚することができるわけだ。

ところがその一方で、二〇世紀を代表する哲学者の一人アンリ・ベルクソン Henri Bergson(1859―1941) なら、きっと次のような答え方をしただろうと思われる（ベルクソン、一九九九、参照）。

「記憶は脳の中に貯蔵されてなどいなかった。脳は記憶の媒介であって貯蔵場ではない。脳＝物質は表象 representation を貯蔵できない。そもそも記憶が空間のどこかにあると考えること自体が、時間の空間化であり、誤りである。時間＝記憶はどこかにしまわれているという類のものではない」

どちらが正しいかということはこの場では問題にしない。端的に言って、方法の数だけ答えはありうると思う。形而下学と形而上学では適用する方法が違う。つまり現象の、問題にしている側面が違う。

この場では私は、私の表芸である形而下学・神経生物科学のアプローチを基本にして話を進めていく。

後者の考え方は、何度も断ったように、最終章のお楽しみとしてとっておこう。

アメリカで流行した児童虐待訴訟

ある日突然成人した娘が、

「思い出したわ！」

と叫んであなたを強姦罪で訴えたら？　娘は、

「つらい記憶を長いあいだ抑圧して忘れていたけれど、今はっきり思い出したわ。パパは私が小さいころ、私に性的虐待をくりかえしたじゃないの！」

そう主張してゆずらない。事実無根である。

これは破滅的なできごとだ。近親相姦は古今東西を通じ人類最大のタブーである。そのうえ児童虐待の罪が加わる。裁判沙汰。予期せぬ不幸におろおろするが、遠い昔の物的証拠も残っていないことを、客観的に否定してみせるのはムリである。周囲は自分を好奇と疑いの目で見はじめる。そしてとうとう会社をクビになる。妻と他の子供たちはあいそをつかし去っていく。家も手放す。

……うぅむ、書いているだけでおぞましくなってきた。しかしこれは実話である。一九九〇年、カリフォルニアのロバート・モンダビ葡萄園副社長ゲイリー・ラモナ氏（当時四十六歳）は、娘のホーリー（当時十九歳）に訴えられた。ホーリーは、三歳から十六歳になるまでの十三年もの間、ラモナ氏にくりかえし強姦されていたと言うのである。これが事実なら、ラモナ氏は極悪非道な父親ということになる。

私はこの話を、一九九四年四月八日付ニューヨークタイムズに掲載されたジェーン・グロス Jane Gross 記者の署名記事を参考にして書いている（注13）。グロス記者によると、地位も名誉も家庭も家屋も失ったラモナ氏は、名誉回復のため逆訴訟を起こしたという。彼はホーリーに過去の「抑圧記憶 repressed memory」を「思い出させた」療法士と精神科医、それに「治療」が行なわれたアネハイムのウェスタン医療センターを相手どり、裁判を起こしたのである。

（注13）カッコつける訳ではないが、「朝のコーヒーを飲みながらニューヨークタイムズを読む」、これはニュージャージーで暮らしていた一九九〇年代前半の私の無上の楽しみであった。この新聞はじつによく作られている。ていねいで詳細かつ論理的な文章は、好短編を読んだあとのような快感をしばしば私に与えた。科学記事ではこちらが教えられることもあった。今でも私は時事情報の詳細を知りたいときには、この新聞のサイトを開く。アメリカの肩を持つつもりは毛頭ない。だがニューヨークタイムズの記事群を仮に一〇〇点とするなら、自称「日本のル・モンド」某A紙の記事は三〇点くらいの印象である。

ホーリーは重度の過食症 bulimia に陥っていた。最初はその治療のためウェスタン医療センターを訪れたらしい。ところがマーシュ・イザベラ治療士とリチャード・ローズ精神科医の二人は、ホーリーとつき添いの母親ステファニーに対して、

「過食症はふつう近親相姦の結果生じる」

とほのめかした。そして「真実の血清 truth serum」と彼らが呼んだ催眠薬バルビツール酸塩を微量、ホーリーに与えて、彼女の意識を低下させ、催眠術治療をほどこした。その結果ホーリーは、父親から受けた近親相姦の記憶を「思い出した」のである。ふつうの人ならこれを読んだだけで、

「なんか怪しいな」

と感じると思う。

つらい記憶を抑圧し、忘れる、という事例は確かに存在するらしい。古典的フロイト理論が示唆する通りである。そして前項で触れたように、記憶は脳の中に物質的に保存されているとすれば、何かのきっかけでそんな忘れたはずの記憶が意識によみがえってくるというのは、ありうることだ。

しかしながら大抵の場合は、つらい記憶はむしろ忘れられないトラウマとなって、患者を苦しめるものではないのか。それに、遠い幼児期の思い出ならともかく、十六歳の時まで続いていた近親相姦という重大な事件を、十九歳の人間がいったんすっかり忘れ去るなどということがあり得るだろうか？　むしろこれは患者が嘘をついているか、投薬と治療者の巧妙な暗示によって、「偽記憶 false memory」が植えつけられたと考えるほうが適当なのではないか？（注14）。

一九九〇年代のアメリカではこのような事例、つまり治療士・精神科医が催眠薬の助けを借りて児童虐待の抑圧記憶を再生させる、という事例が流行した。そこにはフェミニストたちなどからの社会的支

援も働いていたらしい。最初の表立った事例は一九九一年のことで、一人の女性がある日突然、自分の父親が友人の女児を強姦し殺害した二十二年も昔の場面を思い出したというものだった。この消防士の父親には事実、終身刑が言い渡された。しかしその後の多くの事例では、患者は後に証言をひるがえしている（どのくらいの割合かは資料がないのでわからない）。中には治療者を訴える者さえあった。たとえば五人の女性患者に訴えられたダイアン・ヒュマナンスキーというミネソタ州の精神科医は、患者の女性たちになんと、

「悪魔の儀式による虐待 satanic ritual abuse を受けていた」

という偽記憶を植えつけることに成功したという！

その儀式では一体どんな方法で虐待が行なわれたのだろうか？　たいへんに興味あるところだが残念ながら書いてないのでわからない。まあとにかく、ここまで来ると、暗示をかける方もかける方だが、かけられる方もかけられる方である。

（注14）私事でまことに恐縮だが、私は偽記憶を植えつけられた経験はないがそれが起きてもおかしくない状況に陥ったことならある。二〇〇四年八月パリでのことであった。私は十五区の警察署から任意出頭令状を受けとった。何も悪いことをした覚えはない。指定された日に出向くと汚い刑事部屋へ通された。三人の私服警官がおり、私担当の刑事は中年女性の取り調べ中であった。待っていると取り調べはすぐに終わり、中年女性は私の目の前で後ろ手に手錠をかけられどこかへ連れ去られて行った。次は私の番である。私は刑事の前に座った。刑事は分厚い書類束のページを繰っていたが、一枚の写真をおもむろに取り出すとそれを私に突きつけた。「これに見覚え

があるだろう」写真には高速道路を走る私の車が写っていた。……つまり私はそのひと月ほど前、イタリアの高速道路でスピード違反のネズミ捕りにかかっていたのである。イタリアの管轄署からパリの警察へ罰金請求が送られてきたというわけだ。結局私の手は後ろに回らなかった。タネを明かしたあとは刑事も面白くなさそうな顔をしていた。しかしもしあの時あの個室で刑事たちに囲まれ責められる状況に陥っていたら、私は平常心を保っていられただろうか？「自白」してしまったのではないだろうか？

さてラモナ氏の逆訴訟の結果だが、ラモナ氏側の勝訴であった。裁判所はイザベラ治療士とローズ医師に、五十万ドルの賠償金をラモナ氏へ支払うことを命じたという（一九九四年十一月十五日付ニューヨークタイムズ記事）。

本物の記憶と偽記憶

ここで熱狂的フェミニストや社会運動家の攻撃をかわすために再び断っておくと、再生された「抑圧記憶」は、それが本物の場合ももちろんあるのである。たとえばもっと最近の例では（二〇〇三年—二〇〇五年）、ボストン近郊で起きた訴訟事件で、二十五歳のカトリック教会元信者の男性が「六歳のとき神父から性的虐待を受けた」という記憶を思い出し神父を訴えて勝訴した。この神父ポール・シャンリーはヒドイ神父さんで、ほかにも二十人以上の男児に性的いたずらや暴行をしていたという。訴えた元信者の男性はある時そんなシャンリー事件を報じる新聞記事を読んでいて、自分の身に起きたことも突然思い出したのである（二〇〇三年七月二十二日、二〇〇五年二月八日及び十六日のニューヨークタイムズ記事）。

しかしまたその一方で、偽記憶が簡単に作られうるというのも事実なのである。では、いったいどんな過程をへて、偽記憶は作られてくるのだろうか？　ここに、

「幼いころ性的虐待を受けた」

という再生記憶の多くは偽記憶であろうと考え、その形成過程を検証しようとした認知心理学者がいる。その研究例はかなりケッサクなものなので、以下に報告することにしたい。ちなみに出典は、二〇〇三年七月二七日付ニューヨークタイムズの、ブルース・グリアソン Bruce Grierson 記者による長文の署名記事であることを明記しておく。

ハーバード大の認知心理学者スーザン・クランシー Susan Clancy は、

「児童虐待の記憶を植えつけられる人は暗示にかかりやすい人に違いない」

そう考えた。これを科学的に証明するため彼女は、ある認知テストを作成した。そして「虐待の記憶を思い出した」と主張する人々を被験者としてつのり、そのテストを受けさせてみた。テストは以下のような簡単なものだった。

１　「キャンディー・酸っぱい・砂糖」などという互いに意味的関連のある単語を書いたリストを見せて、それらの単語をまず覚えてもらう。

２　そのしばらくの後、今度はそれらの単語を一つずつ表示し、見覚えがあるかどうかを回答してもらう。ただしこの場合そこには、リストにはなかった単語が混ぜてある。それはたとえば「甘い」というような、リスト中の単語と意味的関連を持つ新単語である。このような新単語を「見覚えがある」と錯覚する確率を、「虐待記憶を思い出した」と主張する人々と、一般の人々との間で比べる。

つまりクランシーは、児童虐待の記憶とは実は、治療者が催眠薬の助けのもと、患者に類似的な記憶を思い出させることを通じて、患者の意識に植えつける「錯覚」だと考えたわけだ。もしもそうなら、右の認知テストでも、「虐待の記憶を思い出した」と主張する人々は、ふつうの人々に比べ、誤った回答をする率が高いのではないか。そう彼女は考えた。

結果は予想通りだった。「幼児期の虐待記憶を思い出した」と主張する人々のグループは、対照群のグループに比較すると、見てもいなかった新単語を「見た」と誤って回答する確率が確かに高かったという。

だがこの結果はいわば間接的なものだ。つまりテストの結果はそうだったとしても、それによって、「虐待の記憶も偽記憶であった」

と結論することはできない。本当かどうかは誰も知らないのだ。それに患者たちの高い誤回答率は、偽記憶を生む原因ではなくて、むしろ虐待によるストレスから生じた結果なのかもしれない。つまり虐待は本当にあったのかもしれない。

この批判に答えるため、クランシーはもう一つの対照群をつのった。それは、幼児期に本当に虐待を受けたことがあって、その記憶を忘れず維持したままで成人した人々であった。もしもこれらの人々が右の認知テストで正常な回答率を示すとすれば、「虐待記憶を思い出した」と主張する人々の高い誤回答率は、少なくとも虐待の結果生じたものではなかろうということになる。

実験結果はこの予想を支持した。虐待の記憶を維持し忘れなかった人々の回答率は、正常値を示したのである。やはり「思い出した」という虐待の記憶は偽記憶・錯覚なのであろうか？

しかし「再生記憶は本物である」と信じるフェミニストなどはけっして納得しなかった。彼らは次のように主張した。

「幼児期に性的虐待を受け、それを抑圧しなければならなかった人々は、抑圧しなくてもよかった人々よりも、強いトラウマを受けているはずだ。この強いトラウマが彼らの認知過程を病的にゆがめ、その結果回答率が悪かったのかもしれないではないか。つまりひどい虐待が本当にあったのであろう」

こうなるとクランシーの方も意地である。それなら誰がみても、

「それは偽記憶だよ。そんな事実はなかったにちがいない」

と結論するような、突飛なことを主張している人々を被験者として選べばよいだろう。そしてもし、そういう人たちも右の単語認知テストで偽記憶を作りやすいことがわかれば、右の実験結果はさらに補強されるだろう。

さてどんな人々がよいだろうか？　クランシーは考えた。

「死後の世界を見たと主張する人々？　前世の記憶があると信じる人々？」

クランシーが募ったのはなんと、

「宇宙人に誘拐拉致された経験がある」

と公言する人々であった。


「宇宙人に誘拐拉致されたことがある方、ハーバード大の記憶テストにご協力を」

クランシーはそう書いた広告を本屋の広告板に張りつけたのである。新聞にも広告を載せた。さらに「宇宙人誘拐拉致経験者の会」主催の会合にも出席した。その結果、やっと十一人の協力者を得ることができた。

誘拐拉致経験者たちは、もちろん自分たちの「記憶」を固く信じている。そして彼らが語るストーリーには、驚くほどよく似た共通項があったという。それは、「ベッドルームから射しこむまばゆい光。意識の喪失。丸い頭に大きな黒い目の灰色の小人。性的な実験」という要素であったという。

果たしてこのような共通項の存在は、被験者間で同様の社会心理病理学的メカニズムが存在することを示唆するのであろうか？

それとも、地球に飛来する宇宙人が同一人物であること、少なくとも同一宇宙人種であることを意味するのであろうか？

……とにかくクランシーは、十一人の誘拐拉致経験者に単語認知テストを受けてもらった。結果は彼女の期待通りであった。経験者たちは通常の人々よりも高い確率で、見たこともない単語を「見た」と錯覚することが判明したのである。この実験結果は Journal of Abnormal Psychology に発表された。

もちろん単語を誤認することと、もっと重大なできごとについての記憶を誤って作ることとの間には大きな隔たりがあろう。しかしこのクランシーの実験結果は、少なくとも一部の人々は他の人々よりも、ある種の偽記憶を作り出しやすい傾向があることを示していると思う。

さて後日段。

「宇宙人による誘拐拉致を「偽記憶である」と前提して研究を進めても、児童虐待記憶の場合に受けたような感情的批判は受けないだろう」

クランシーはそうタカをくくっていたが、この予想は見事にはずれた。彼女はテレビ番組などで悪質な攻撃に曝されたという。あるテレビ司会者などは、

「一体いかなる理由で、あなたは地球外生命体が存在しないなどと断言できるのか？」

と、とんちんかんな質問をして咬みついてきたという。困ったものである。彼女が問題にしていたのは「地球外生命体の有無」ではない。「地球外生命体が宇宙船に乗って地球にやってきて、アメリカ人を誘拐拉致し性的実験を加えたという事実の有無」だったのである。

つらい過去を消去する

ありもしなかった過去を「記憶」として偽造してしまい、「あった」と信じてしまう例を右の項でいくつかあげた。またその反対に、つらい記憶を抑圧 repression し忘れ去る場合も実際にあることを示唆した。しかし全体の確率からすれば、この「記憶の抑圧」はむしろ稀れで、通常はつらかったできごとを私たちは忘れられず、記憶が執拗に意識に侵入してきて、私たちを苦しめるものだ。

「できることなら忘れてしまいたい」

そんな記憶を誰でも一つや二つ持っている。つらい失恋の記憶であったり、おそろしい事故にあった記憶であったりするだろう。もし自己の責任で起きた事件を忘れたいというのなら虫のいい話だが、自分

に非がない場合なら、

「身体的精神的苦悩を解きたい。悪い記憶を消してしまいたい」

そう考えるのは当然のことだと思う。そのような、

「おそろしい目にあったためにその後正常な生活を営めなくなる」

という例のうち、もっとも顕著でもっとも大きな社会問題となったのは、ベトナム戦争帰りの兵士がみせた「外傷後ストレス障害 posttraumatic stress disorder, ＰＴＳＤ」の症状だと思う（注15）。これを彼らはどうにかして消したいと願った。ベトナムへ大量の兵士兵器を送りこんだのはアメリカ国家で、これは国家指導者の罪であった（注16）。だが現場の兵士たちは命令によって、

「やらなかったらやられる」

状況に送りこまれ、人を殺したり、人から殺されかけたりした。その後障害が出た場合、そんな記憶を消し去り、通常の市民生活を再開したいと願うのは当然のことだろう（ただし進んでヒトゴロシに出かけた兵士は自業自得で話は別）。

さてここに、恐怖記憶を物理的方法によって消してしまうことはできないかと考え、研究を進めている科学者たちがいる。まだ実験動物を使って結果が出はじめた段階だが、貴重な展開だと思うので以下

に報告しよう。

（注15）ＰＴＳＤの症状としては、「悪夢」「フラッシュバック」「感情的解離あるいは感情鈍麻」「不眠」「（つらい事件を思い出させる事物からの）回避」「（つらい事件を思い出させる事物に接した場合の）激しい心理的・身体的苦悶」「食欲低下」「いらいら」「過剰覚醒状態」「記憶の欠落」「注意障害」「過剰な驚愕反応」「抑うつ」「不安」と、多岐にわたる心身症状があげられている（ウィキペディアによる。http://en.wikipedia.org/wiki/Post-traumatic_stress_disorder）。

（注16）余談だが、ベトナム戦争（1959―1975）はアメリカ社会に大きな後遺症を残したといわれる。私が十代のころにはベトナム戦争をテーマにしたアメリカ映画が多くあらわれた。その中で記憶に残っているのは「帰郷（1978）」と「ディアハンター（1978）」である。前者はベトナム帰りの兵士と郷里で待っていた妻（ジェーン・フォンダ）との愛情のもつれを描く。後者はベトナムで過酷な体験をした兵士たちの肉体的精神的苦痛を描く。後者「ディアハンター」では、主演のロバート・デ・ニーロと助演のクリストファー・ウォーケンが好演した。だが、戦地で捕虜となったアメリカ兵たちにベトナム兵がロシアンルーレットを強要し死者まで出す、という場面など、善玉・悪玉の描き方が無神経である。公明正大な理由もなく絶大な物的優勢を背景に他人様の土地に攻めこんで人殺しをしたのは、まずはアメリカ兵の方であろう。このアメリカ側の「原罪」を先に置くという点では、たとえば本田勝一（1932?―）朝日新聞記者の指摘が的を射ていたと私は思う。一般に、「そもそもの非は自分たちの側にあるのに、戦場の特定場面をヒーロー（＝アメリカ兵）の視点から描くことで、結果的に相手を悪玉にしてしまう」というのは、西部劇以来のアメリカ映画の伝統であるようだ。この傾向はその後シルベスタ・スタローンなる役者が作った「ランボー」という映画で愚の極みに達したようである。後遺症にもいろいろあるものだ。

実験的に恐怖の記憶 fear memory を消去するためには、まず恐怖の記憶を作ってやらなければならない。実験動物のラットで恐怖記憶を作るのにふつう使われるのは、「恐怖条件づけ fear conditioning」という手法である。ラットにとっては迷惑この上ない操作なのだが、大体以下のようだ。

「床に金網を張った箱の中にラットを入れる。ラットが環境に慣れ落ち着いたら、数秒間のブザー音が響く。そのブザー音の最後に、金網に電流が流れ、ラットは電気ショックを受ける」

対照群のラットにはブザー音と電気ショックはバラバラに与えられる。つまり実験群のラットは、ブザー音がその後の電気ショック到来を意味することを記憶として覚える。当然ながら電気ショックはいやな怖ろしい体験だから、ブザー音は恐怖を呼び醒ますようになり、ラットはブザーが鳴ると身を硬くしてうずくまるようになる。それはちょうどおそろしい体験がトラウマになった人が、それを思い出させる何か——たとえば車輪の軋み音——に接すると身動きできなくなったり、抑うつやパニックを示したりするのに似ている。

この恐怖記憶を消去 extinction するにはどうすればよいのか？

心理療法なら、トラウマの症状を引き起こす刺激を患者にわざと与え、

「もうその刺激は恐怖を意味しませんよ。何も怖ろしいことはありませんよ」

ということを覚えこんでもらえばよい。ただしこれは時間がかかるし、本人にとっても苦しい過程だ。再発の確率も無視できない。そこで神経生物学は、同様の消去過程を利用しながらも、その物質的メカニズムに迫ろうとする。つまり、

「消去の過程の物質的メカニズムを調べ、その操作を脳への直接的な刺激で迅速に、そして完璧にやってしまえないか」

そう考える。そこで、以下のことが調べられた。

①恐怖記憶の形成は脳内のどこで起こるのか
②形成された恐怖記憶の消去には、どのような過程が関与しているのか
③本当に消去操作を省けるのか

結果を、順を追って紹介しよう。

①恐怖記憶の形成は脳内のどこで起こるのか
恐怖記憶の形成には、感情の発露に重要だと考えられている脳内辺縁系 limbic system の、特に扁桃体 amygdala とよばれる小さな核の集合体がかかわっていると考えられている（口絵６）。その証拠に、たと

えば扁桃体に傷を受けた人は怖ろしがっている人の顔写真を見てもそこから恐怖を読みとることができなくなっている(Adolphs et al., 1994)。おそらく恐怖の表情を実際の恐怖へと関連づける記憶、つまり連合記憶 associative memory が、扁桃体損傷のために失われたからだと考えられた(注17)。

(注17)この研究は、「デカルトの誤り Decartes' Error」(邦題『生存する脳』講談社二〇〇〇)という著作で有名なアントニオ・ダマジオ Antonio Damasio(1944—)率いるグループの報告だが、このグループは最近、この女性患者S・Mの症状をもっと詳しく調べ、ちょっと意外な結果を報告した(Adolphs et al., 2005)。それによると、扁桃体損傷によって恐怖を読みとれなくなったのは、何も恐怖の連合記憶がなくなってしまったからではなくて、顔写真を見るときS・Mは人物の「眼」に注意を向けることを忘れているからだ、というのである。「恐怖」は眼の表情に負うところが大きい。だから「眼に注意を向けない」というS・Mの行動異常は、恐怖を判断しようとする場合に一番目立って観察されるというわけだ。事実、「顔写真の眼に注意を向けてください」と指示されれば、S・Mはちゃんと眼を見るようになり、この場合は、健常人と同じ正確さで恐怖表情を判断できたという。しかしながら面白いことに、S・Mはこの指示があったこと自体をすぐに忘れてしまう。次に同様のテストをすると、S・Mは相変わらず写真の眼に注意を向けることを怠るので、結果として恐怖の表情を読みとることができない。もしこれが本当なら、少なくともヒトの場合、扁桃体は恐怖に関する記憶というよりも、表情の読み取りに関する一般的手法(どこを見れば一番よいか)の記憶に重要であるということになる。S・Mがみせる社会的判断の欠如も、このような判断手法一般の消失に帰することができるのではないかと、このグループは考察している(Adolphs et al., 2005)。

また、私たちが夢でみるダリの絵のような常軌を逸した怖ろしいイメージは、睡眠中に扁桃体の活動が上昇することによって起こるのではないか、との考察がある(Hobson, 2004)。それによると、私たちが夢をみるＲＥＭ睡眠中は、扁桃体の酸素消費量が増し、それと同時に、論理的思考などに必要な前頭前野皮質 prefrontal cortex の酸素消費量が落ちているという。つまり前頭前野の理性的コントロールから自由になった状態で扁桃体が活動すると、非論理的で異様なイメージが豊富に生まれることになるというわけだ。ちなみにこの状態は、統合失調症 schizophrenia の「陽性症状 positive symptoms」――幻覚など――発生のメカニズムではないかとも推測されている。統合失調症の患者では、覚醒している時でも前頭前野皮質の活動が低下しているという報告があるから（二〇二ページも参照）、健常人がＲＥＭ睡眠中にしか体験しないような異様なイメージが覚醒時にも湧いてくるのではないか、というわけだ。

ラットの場合も、右にのべた「恐怖条件づけ」で、「ブザー音が電気ショックを意味する」という連合記憶（本来は中性的な意味しか持たないブザー音を、嫌な感情へと結びつける記憶）が作られてくるには、扁桃体ニューロンの変化が密接に関係しているらしい。なぜなら扁桃体ニューロンの活動を人工的に抑えると、ラットはこの記憶をつくることができなくなってしまうからだ（たとえば Maren et al., 1996）。それに、「恐怖条件づけ」の学習をしたラットから脳生体標本を作って、扁桃体のニューロンの活動を調べてみると、これらのニューロンがかたちづくるシナプスの機能が強まっているのがみられる（McKernan and Shinnick-Gallagher, 1997; Rogan et al., 1997）。シナプス機能が強まれば、扁桃体に入ってくる感覚性刺激（この場合はブザー音）がふつうよりも大きな反応を生む可能性がある。だからそれによって恐怖反応が出てくるのかもしれないのである。

したがって現在のところ、少なくともある種の恐怖記憶は、扁桃体とそれを含む神経回路 neural network の中に起こる何らかの物質的変化によって担われているのだろうと考えられている。

②恐怖記憶の消去にはどんな過程が関わっているのか

このように、恐怖の記憶ができる過程には、扁桃体のニューロンの変化が関係しているらしい。では、この恐怖の記憶が消される時には一体どのような変化が起こるのだろうか？　これがわかれば、それを応用して扁桃体とその関連する領域のニューロン活動に介入し、恐怖記憶を物理的に消すことができるかもしれない。

右で私は、悪夢は前頭前野皮質の活動が弱まることで生まれてくるのではないかと書いたが、ふだん私たちは正常に前頭前野を働かせているので、原始的な脳の部分はほどよく抑制されており、おかしな妄想などを見ないで済んでいるものと思われる。

「では、もしかしたら怖ろしい記憶の消去というのも、前頭前野皮質の活動が扁桃体を抑制することで達成されるのではないか？」

そのように考えた研究者チームがあった。プエルトリコにあるポンス医科大学のグレゴリー・カーク

Gregory Quirk 率いる研究者チームである。

カークのチームは「恐怖条件づけ」の消去の過程に前頭前野皮質が関わっていることを示すため、ラットの前頭前野を人工的に破壊し、その影響をみてみた（図５）。彼らの実験工程は次のようであった (Quirk et al., 2000)。

1　まずラットを二つのグループに分ける。一つ目のグループでは、前頭前野皮質の内腹側部 ventromedial prefrontal cortex に強い電流を通し、この部位を電解破壊する。もう一つのグループは対照群で、同様の手術過程をほどこすが、前頭前野部の破壊だけはおこなわない。

2　次にこれら二つのグループのラット

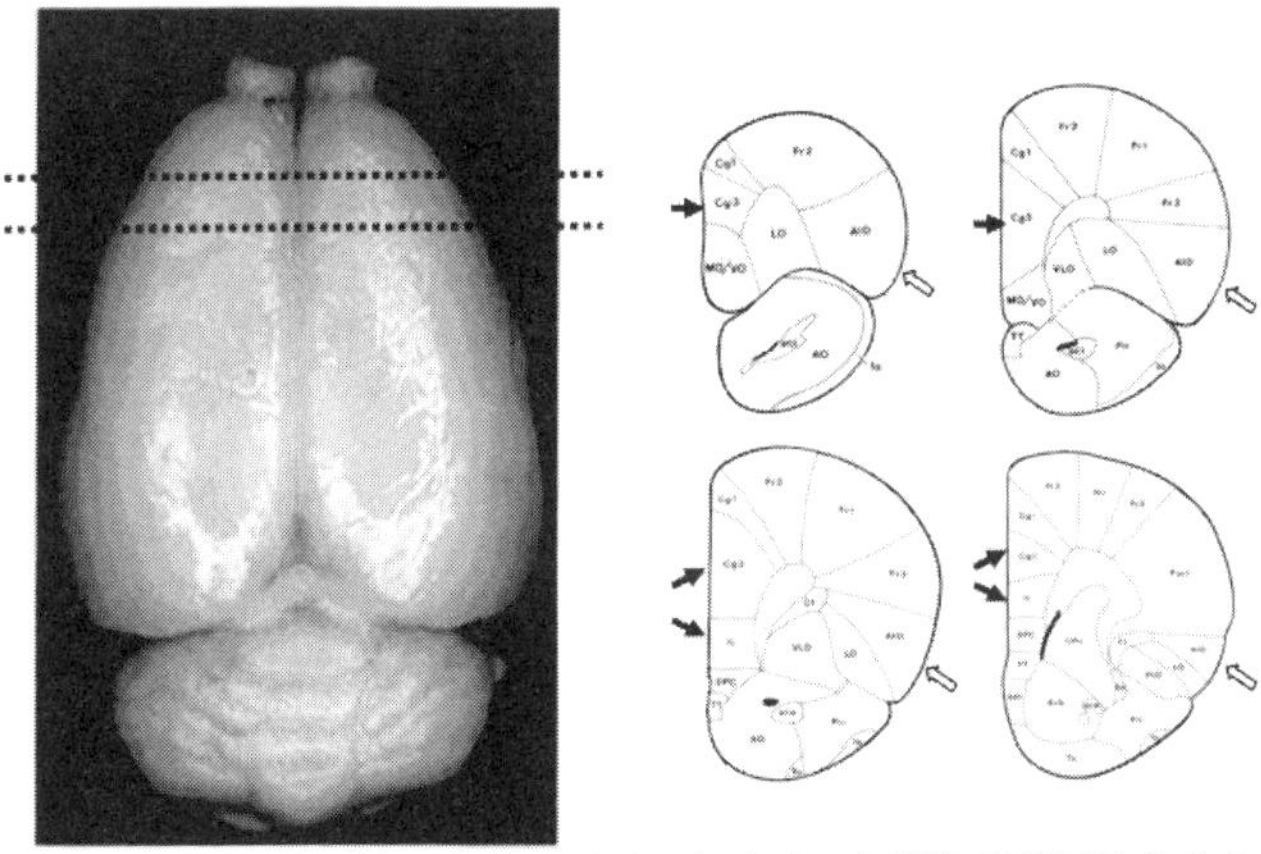

図５　ラットの前頭前野皮質の図示。左はラット脳を背側面からみたもの。点線で示した領域を、いくつかのレベルで切断した場合の切断図が右 (半球のみ図示)。黒い矢印で示された内側領域 (Cg3, IL) が、おおよそのラットの前頭前野皮質。白矢印は味覚に関わるインシュラー皮質 (AID) をさす。Kolb and Cioe(2004) と Zilles (1985)。Springer Science and Business Media の許可をえて転載。

に、「恐怖条件づけ」の学習をさせる。その手法はふつうに使われているものと同じである。つまり、まず四キロヘルツの周波数のブザー音が三〇秒間響く。その最後に、〇・五ミリアンペアの電流が〇・五秒間床に流れて、ラットは電気ショックを受ける。これを七回くり返し、ラットに「ブザー音―電気ショック」という連合記憶を覚えてもらう。

3　これが済んだら、次にいよいよこの連合恐怖記憶を消去する手つづきを開始する。手つづきは二回に分けておこなわれる。一回目は、恐怖条件づけ学習が済んだ一時間後で、計十五回、ブザー音だけを流す。そしてラットに、「もうブザー音はその後の電気ショックを意味しませんよ」ということを理解させる。二回目は、その翌日である。この場合もブザー音だけを流し、果たしてラットが前日の「ブザー音はその後の電気ショックをもう意味しない」という記憶をまだ覚えているかどうか調べる。もしかしたら、一日たったら彼らはそれを忘れてしまって、ブザー音に対して恐怖反応を示してしまうかもしれない。

4　これらのラットの行動を、実験群と対照群とで比較して、前頭前野皮質部の破壊が、恐怖条件づけの学習とその消去にどんな影響をおよぼすかを明らかにする。

結果は非常にはっきりしたものであった。

まず、前頭前野内腹側部の電解破壊を受けたラットでも、恐怖の記憶をつくることは問題なくできた。

つまりブザー音と電気ショックが組み合わされて到来すると、やがてブザー音だけに対して恐怖の「すくみ反応 freezing」をみせるようになった。そしてさらに、その一時間後におこなった記憶の消去実験でも、これら前頭前野の破壊を受けたラットは、対照群のラットとほぼ同じように恐怖記憶を消去することができたという。つまりブザー音だけが響いて電気ショックが来ないと、彼らは安心して、しだいにすくみ反応をみせなくなるわけだ。

では前頭前野皮質は恐怖の記憶の形成にも消去にも無関係なのかというと、そうではなかった。前頭前野部の破壊を受けたラットは、この実験の翌日、ふたたびテストを受けた時、ブザー音に対してすくみを起こしてしまうのだった。つまり、一度消されたはずの恐怖の記憶が、舞い戻ってきてしまっていたのだ。

一体これはどんなことを意味するのか？　それはおそらく、

「恐怖の記憶をごく短い期間だけ消しておくためには、前頭前野皮質は必要ない。それはほかの脳部位のはたらきで十分にできる。だが恐怖記憶の消去を長いあいだ保っておくためには、前頭前野皮質のはたらきが必要である」

ということである。つまり消去の過程というのは、時間の経過にともなって起こる単なる忘却ではなくて、もっと積極的に生じる新記憶の形成過程らしいのだ。

寿命から単純に計算するとラットの一日はヒトの約一ヶ月に相当する。ベトナム帰りの兵士の中には、「心理治療後一―二週間はつらい事件を忘れていたが、しばらくしたら記憶が戻ってきてしまった」というような事例が多くみられた。これには前頭前野機能の不全が関係しているのかもしれない。とくに強い慢性ストレスは、前頭前野部の活動を低下させるという証拠がある。戦場に滞在するのは強い慢性ストレス以外の何ものでもないだろう。だから戦場でのストレスが前頭前野皮質の活動低下を招いており、そのためにつらい記憶をうまく消去することができなくなっているのかもしれない。

前頭前野皮質が関与してかたちづくる消去という長期記憶。これが重要らしいということがわかった。ではその場合、具体的に、前頭前野部ではどんな物質的変化が起きているのだろうか?

この点で重要な貢献をしたのは、南仏ニース大学のルネ・ガルシア René Garcia 率いる研究チームであった。結論から言うと、恐怖記憶消去の過程というのは、前頭前野内部のシナプスの機能が増強するという過程によっているらしいのだ。

ガルシアと当時大学院生だったシリル・ヘリーの二人は、マウスの前頭前野の内腹側部のすぐ上、縁前皮質 prelimbic area に慢性電極を植えこみ、行動しているマウスのニューロンの活動を記録してみた(Herry and Garcia, 2002)。それが恐怖記憶の形成や消去の過程で、どのように変化するかを調べたのである。

ここで記録されたニューロンの活動というのは、第二章で取り上げたような個々の細胞の発火ではなく、多数のニューロンの電気的活動の総和である。この方法は「電場電位記録法 field potential recording」と呼ばれるが、これだとニューロン一つ一つの活動の様子はわからないが、ある領域のニューロン全体の活動の様子を——とくにシナプスを介した電気的活動の様子を——とらえることができる。この手法を用いてヘリーとガルシアは次のような実験をおこなった。

1　まずマウスに「恐怖条件づけ」をほどこす。方法はカークたちの場合とほぼ同じだが、電気ショックの強度が強めである（〇・九ミリアンペア、一秒）。強いショックだけに、これを四回くりかえすだけで、マウスはブザー音が電気ショックの到来を意味することをすみやかに覚える。

2　その翌日、この恐怖記憶の消去を開始する。消去の手続きは三日間にわたって行なわれる。一日につき四回、電気ショックなしにブザー音だけを流す。その一週間後にもう一度、マウスたちが記憶の消去をまだ保っているかどうか、ブザー音だけを流して確認する。

3　この三日間の消去手続きの最中、あるいは消去手続きをはじめる直前、彼らはある実験操作をお

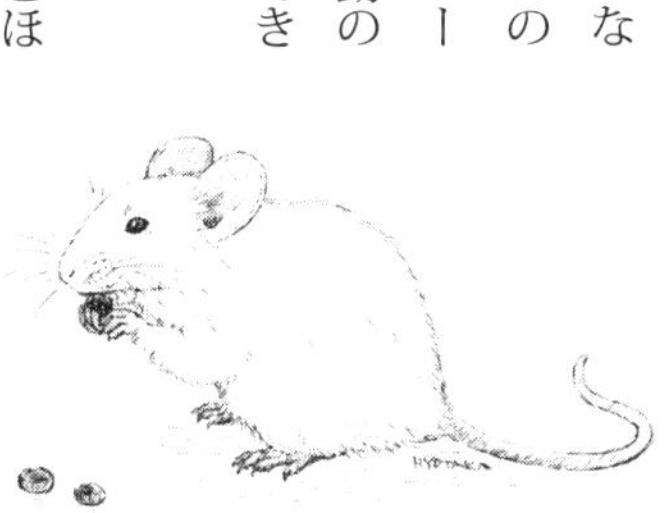

こなう。ブザーなどの聴覚刺激は前頭前野皮質を含めた大脳皮質内へと入っていく時、視床thalamusという脳部位を通過するが、この視床に植えこんでおいた電極をつうじて、電気刺激を与えてやったのである。これによって、視床から前頭前野部へと連絡しているニューロンを刺激してやったわけだ。電気刺激のパターンには二通りあった。一つは「低頻度刺激 low-frequency stimulation」といわれるもので、これをすると視床から前頭前野へと連絡するニューロンのシナプス入力の効果を人工的に弱めることができる。もう一つは「高頻度刺激 high-frequency stimulation」と呼ばれるもので、これをすると、反対に、視床から前頭前野へのシナプス入力の効果を人工的に強めることができる。この後者の場合は、前頭前野内部にＬＴＰ（注18）と呼ばれる現象を起こすわけだ。三つ目のグループは、そのような刺激をあたえず、ただ前頭前野のニューロンの基本活動だけを消去の最中追ってみた。

4　こうして、視床↓前頭前野皮質という、感覚の処理に大切な入力を、人工的に弱めたり強めたりした効果が、恐怖の記憶の消去にどんな影響を与えるかを調べてみた。

（注18）Long-term potentiation の略。日本語では長期増強と呼ばれる現象。主にグルタミン酸を伝達物質とする脳内シナプスで広く記述されている。シナプスがごく短い時間強い刺激を受けると、その伝達効率 synaptic efficacy がそのあと数時間から数週間、時には数ヶ月にわたって上昇するという現象で、記憶の細胞レベルのメカニズムだと考えられている。私の主な研究テーマでもある。

結果は驚くべきものだった。

まず、低頻度刺激をほどこして、視床↓前頭前野のシナプス入力を人工的に弱めてしまうと、そのマウスはなんと、恐怖の記憶をうまく消去することができなくなってしまった。

反対に、高頻度刺激を与えてこのシナプス入力を人工的に高めたマウスはどうかとみると、これは、刺激なしのマウスが示すのと同じくらいの消去しか示さなかった。だからこの結果は一見、視床↓前頭前野のシナプス入力の増強というのは、消去の良し悪しに関係ないようにみえた。

ところが、一週間後にもう一度、記憶の消去が保たれているかどうかを調べてみると、高頻度刺激を与えたグループではすべてのマウスが消去の記憶を保っていたのに対し、刺激なしのグループのマウスでは、実にその半数で、恐怖の記憶が自然によみがえってきてしまっていた。さらにこれらの消去の記憶を忘れてしまったマウスの視床↓前頭前野のシナプス入力を調べてみると、なんと消去手続きの最中から、シナプス入力の強さがひとりでに弱まって行き、一週間後でも弱まったままだったのである。逆に恐怖記憶の消去を一週間無事に保っていたマウスでは、このシナプス入力はひとりでに強まっていたという。

これらのことから言えるのは、前頭前野内部のシナプス連結の強さと、恐怖の記憶がうまく長期間消えるかどうかとは、強い関連があるということだ。

それならいっそのこと、

「前頭前野皮質に直接電気刺激を与えたらいいだろう。そうしてこの部位の活動を高めたら、消去手続きなしで恐怖記憶を消せるだろう」

と、そう考えたのはまたカークのグループであった（Milad and Quirk, 2002）。

③本当に消去操作を省けるのか

それを調べるためにミラッドとカークは、恐怖条件づけをほどこしたラットを、消去手続きをしないまま一日放って置いた。そして翌日いきなりブザー音を聞かせた。ラットは当然ブザー音に対して恐怖のすくみ反応をみせる。だがこの時、もしブザー音と同時に前頭前野内腹側部に一〇〇ヘルツの高頻度刺激を与えると、そのグループのラットはすくみ反応をごくわずかしか見せなかったのである。しかもこの高頻度刺激とブザー音の組みあわせを三回くり返すだけで、これらのラットは恐怖をすっかり忘却してしまったのである。つまり普通ならブザー音が呼び醒ますはずの恐怖の記憶を、前頭前野内腹側部への電気刺激が抑えこんでしまったのだ。

ここで重要なのは、いたずらに前頭前野部を電気刺激しただけでは、やはり駄目だったということだ。ブザー音といっしょに電気刺激を与えなければ、恐怖記憶はうまく消去できなかった。だから消去手続きが完全に省かれたわけではない。だがその有効性がいちじるしく向上したのだ。

前頭前野皮質というのは進化的にみてもっとも新しい脳の部位である。私たち人間でもっとも発達している。この部位は思考や論理的行動の組み立てに不可欠であるとともに（第四章参照）、進化的に古い脳部分が受けもつ本能的・感情的な行動を抑える、という役割りも持つ。これは機能的にはうなずけることだ。なぜならそうでもしなかったら、何かひどい問題が起きたとき私たちは、いったん立ち止まって、冷静に、注意深く、考えることはできないからだ。事実、脳細胞の酸素消費量をはかる方法を用いて、焼死体や事故現場の写真などの、おぞましいイメージを脳裡から追い払うよう努力している人の脳活動を観察すると、前頭前野皮質の活動が上がっているのが分かる（Miller, 2004; Depue et al, 2007）。つまり、扁桃体など下部の脳の活動を抑えているのだろう。

だから、前頭前野皮質部への電気刺激によって、おぞましい記憶の再来に悩む人たちを助けることができるかもしれない。また、今大きな社会問題になっている注意欠陥多動性障害 attention deficit hyperactivity disorder, ADHD や、統合失調症の認知障害にも、前頭前野機能の低下が関与している可能性があるから、この方法は、これらの症状の改善にも役立つかもしれない。

「電気刺激」というと乱暴に聞こえるかもしれない。しかし脳内に電極を埋めこむのではなく、頭蓋骨の外から脳細胞を電気刺激する技術は以前から存在する。精神科の領域では、うつ症状の改善に昔から利用されているが、もっと最近、より洗練された技術でこれをほどこし、記憶障害のある患者を助けられないか、と研究している科学者たちはいる。私の知人、ドイツ・ゲッティンゲンにあるゲオルグ・オーギュスト大学のマイケル・ニーチェ Michael Nitsche たちはその一例で、彼らは頭部に設置した数センチ四方の電気刺激器具から大脳皮質に直流電流を流し、皮質ニューロン活動を人工的に高めたり弱めたりする実験をおこなっている。すでにいくつか興味深い論文も発表している。この技法には苦痛はもちろん伴わず、条件によっては数日間にわたってニューロン活動を高めたり弱めたりすることができる。この技術をいつか実用化し、たとえば老年性健忘症 amnesia 患者の記憶力補強や、パーキンソン病患者の行動障害の改善に貢献できないかというのが彼らの目標だ。しかしそれだけでなく、この技術は外傷後ストレス障害の症状の消去のためにも役立つかもしれない。

すべての記憶は消去できる

ここまで読まれた読者の方々は、電気刺激などという乱暴な介入方法によって、個性的な内容をもつ記憶が消されてしまうとは何たることか、というような印象を持たれるかもしれない。確かにある記憶内容だけを、どの程度特異的 specific に消すことができるのかというのは重要な課題だ。ただこの点についてはのちに言及することとして（一三七ページ以降）、ここではさらに、もっと最近の記憶消去法について紹介することにしよう。それによれば、ある酵素の活性を抑えるだけで、記憶を消してしまえるというのだ。他の脳部位の活動によって抑えこむのではない。本当に消してしまうというのである。

ブルックリンにあるニューヨーク州立大学ダウンステート医療センターのトッド・サクター Todd Sactor たちは、十五年くらい前から海馬のシナプス効率の変化と酵素の活性化との関係を盛んに調べている。サクターたちが追ってきたのは「蛋白リン酸化酵素Ｃ（プロテインキナーゼＣ、protein kinase C）」と呼ばれる酵素で、彼らはこの酵素の活性化が、記憶を作るための重要な座だと信じられている海馬の内部の、シナプス効率の上昇に必要であるとくり返し述べてきた。

そもそもプロテインキナーゼＣを発見したのは、神戸大学の西塚泰美《やすとみ》(1932–2004) 教授たちである。一九七〇年代のことで、当初は細胞の癌化との関係で、この酵素はひろく注目された。

だがその後八〇年代に入ると、いくつものグループが、海馬などの脳部位でのシナプスの可塑的変化に、この酵素の活性化が必要であることを報告しはじめた。そして神経細胞の可塑性と細胞内二次メッセンジャーとの関係が非常に大きな潮流として研究領域にあらわれてきた。サクターはこのシーンに遅れてやってきたわけだが、その驚くべき持久力によって、この領域の代表者の一人になったようである。

さてプロテインキナーゼＣは、細胞内のさまざまな蛋白分子にリン酸を結合させることによって、それら蛋白の活性を高めるという働きを持つ酵素の中の一つである。それ自体がいろいろな亜種からなる族 family をつくっている。分子の大きさ、はたらきかける蛋白分子の違い、分布の違いなどから、α、 β、γなど数多くの種類がある。またプロテインキナーゼC分子は、はたらく時にまず二つの部分に分かれ、そのうちの一つが蛋白リン酸化を実際にいとなむことが知られており、この活性を持つほうの分子は「プロテインキナーゼM」と特称される。サクターたちは、プロテインキナーゼCの一メンバーであるプロテインキナーゼCζ（ゼータ）から分かれてできる、プロテインキナーゼMゼータに目をつけた(Patalkova et al., 2006)。

プロテインキナーゼMゼータは、海馬のシナプスの長期増強＝LTPが維持されるのに必要な酵素である。この酵素の活性を阻害する薬物は、ラットの海馬でLTPを消失させる効果がある。また反対に、この酵素を海馬ニューロンに投与すると、そのシナプス入力はひとりでに、LTPを起こした場合のように強まる。これらのことから、プロテインキナーゼMゼータは、海馬シナプスの伝達効率を「高い状態」に保つのに必要な酵素らしいということがわかった。さて記憶とは、シナプス伝達効率の「高い状態」によって担われていると考えられるわけだから、それなら逆に、

「プロテインキナーゼMゼータの阻害薬を海馬に投与して、そのシナプス伝達効率を無理やり下げてしまえば、すでに形成されていた記憶が消えるのではないか」

サクターのチームはそう考えた。

実験的に記憶を消すためには、まず消すべき記憶を実験的に作るのがよい。どんな種類の記憶が海馬によって作られてくるのか？　ラットではそれは特に空間認知に関する記憶であると考えられている。

たとえばある限られた空間の中で、どこへ行けばえさにありつけるか、どこへ行くと危険な目にあうのか、といった大事な経験の記憶である（注19）。

（注19）図６に模式的に示したように、ヒトでは海馬周辺領域はとくに陳述記憶（言葉で言い表せるタイプの意識的な記憶）の形成や貯蔵に重要だと考えられるが、より「下等」なラットの場合は、海馬周辺領域は空間認知にかかわる記憶にとくに強く関係するらしい。これは彼らの行動様式にも関わりがあるのだろうが、考えてみれば私たちの陳述記憶も、空間認知の要素を明らかに含んでいると思う。空間認知は陳述記憶の原始型といえるのかもしれない。

そこでサクターたちはまず直径一メートルほどの円形プレートを用意し、その中にラットを入れた。プレートはゆっくりと回転している。次に彼らは実験室中のある方位を「危険方位」として定め、もしラットがそのエリアに入ってしまうと、電気ショックが見舞われるようにした（口絵7）。ラットは動かずじっとしていると、プレートの回転により自分のいる位置がひとりでに危険方位に入って感電してしまう。そこで実験室の壁の特徴などを頼りに、その危険方位を覚え、じりじりと常に自分の位置を変えて行かなければならない。つまり空間認知に関する記憶を作らねばならないわけだ。

サクターたちはまずラットにこの作業を二時間半にわたって行なわせた。余程のことがないかぎり、ラットは危険方位への侵入を回避できるようになる。その二十四時間後、今度は彼らが危険方位をきちんと覚えているかどうかをテストした。ラットはさすがにこの空間学習を覚えていて、その方位には絶対に入らないよう必死で避ける。

　ところが、このテスト二時間前に、プロテインキナーゼMゼータの特異的阻害薬を海馬に注入されると、そのラットはこの記憶をすっかり忘れてしまったのである。阻害薬を海馬に注入されたラットでも、新しい空間学習ならきちんと覚えられたというから、記憶形成能力は落ちずに、一度作られた記憶だけが消えるものらしい。そしてこの記憶の消失は永久的なもののようだ。なぜなら一週間後にテストしても、まだこれらのラットは記憶を失ったままだったからである。そしてさらに、プロテインキナーゼMゼータの阻害薬を、空間学習の一日後でなく一週間後に海馬に注入しても、空間学習の記憶はやはり消えた。だからかなり古い記憶でも、この薬のターゲットになるということである。

「新しい記憶の形成過程には影響をあたえず、すで

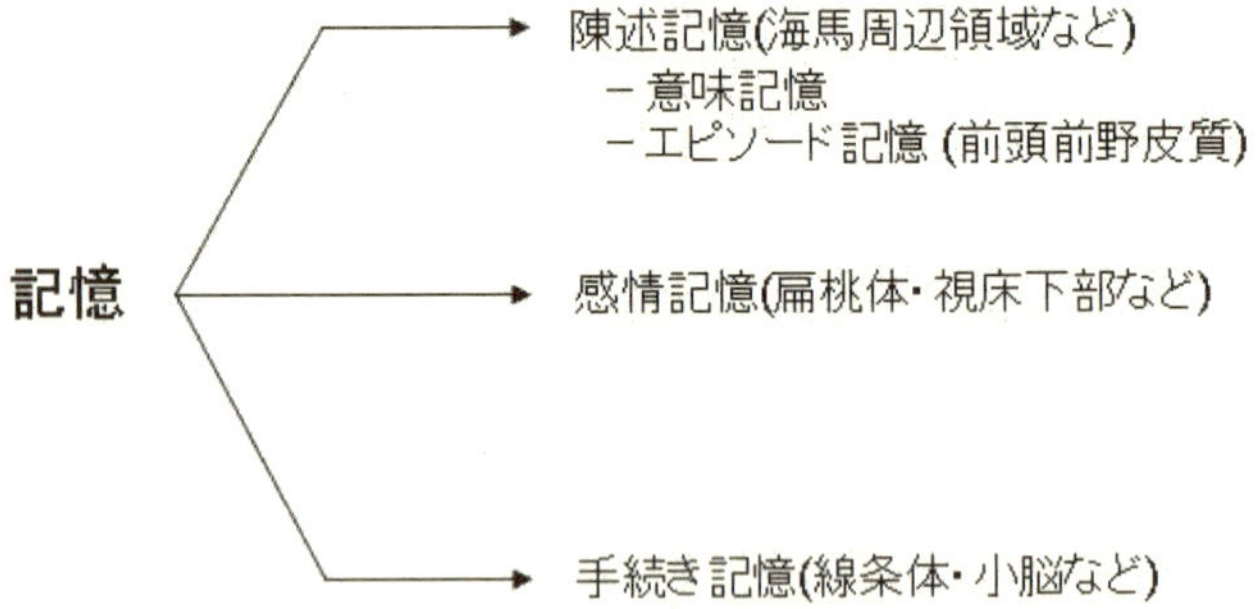

図6　記憶の種類と、それを媒介する主な脳部位をごく模式的に示す。陳述記憶は言葉で言い表わせるタイプの意識的記憶、感情記憶は恐怖などの記憶、手続き記憶は「自転車の乗り方」など運動に関係する記憶。Eichenbaum and Cohen (2001) などを元にしている。

に形成されている記憶だけを消す薬」

これが実用化されれば、かなりの社会的事件となろう。

ただしこの薬物は、効率が上昇した状態にあるすべてのシナプスを、ターゲットにする。だから思い出したくない記憶だけでなく、思い出さねばならない記憶までもが、いっしょに消されてしまうものと思われる。実験動物のラットならそれでも構わないだろうが、日常生活をいとなむ私たちの場合、それではかなりの支障が生じるだろう。この点をどうするかは重要な課題である。

だが、海馬を必要とする種類の記憶の間で「消す・消さない」を区別するのは大変だろうが、かなり違った種類の記憶なら、違った脳の部分に依存するのであろうから、プロテインキナーゼＭゼータ阻害薬の注入部位を変えることによって、区別できるだろう。事実、今年（二〇〇七年）に入ってまた「サイエンス」誌に発表した論文でサクターたちは、今度はものの味についての記憶が、この阻害薬を別の脳部位に注入することによって消えることを示した(Shema et al., 2007)。これを手短に紹介しよう。

この実験の組み立ては、基本的に右の空間認知の実験と同じだ。違うのはこの実験では、阻害薬の注入部位が味覚情報の処理に必要なインシュラー皮質 insular cortex であるという点だ。

読者の方々も経験があると思うが、ふだん食べ慣れないものを食べた後もし気持ちが悪くなったら、普通なら警戒してその食べ物を避けるか、その店には寄りつかなくなる。味覚は嗅覚とともに最も原始的な感覚であって、これについての記憶は私たちにとって、非常に基本的な感情記憶である。

ラットにとってもそれは同じで、ふだん飲みなれない甘い水を飲んだあと、腹腔に塩酸リチウムを打たれて気持ち悪くさせられると、彼らはそのあと実に数週間にわたってその甘い水をいやがって飲まなくなる。これを味覚嫌悪 taste aversion の記憶と呼ぶが、これを覚えているためにはインシュラー皮質という大脳皮質の中ほどの部分が必要であることが知られている(インシュラー皮質は図5に示されている)。

そこでサクターたちはラットに、この味覚嫌悪の学習をさせ、その三日後、プロテインキナーゼMゼータ阻害薬をインシュラー皮質に微量注入してみた。するとラットは、あんなにつらい目にあったのに、その記憶をすっかり忘れ、甘い水に近づくようになったという。そしてこの記憶の忘却は、少なくとも一ヶ月のあいだ続いたという。さらに阻害薬を味覚嫌悪の学習が済んだあと三週間半が経過してから注入しても、まだ記憶を消すことができたという。右の空間認知記憶の場合は、一週間後の注入しか試さなかったから、今回のこの結果によって、それ以上の相当に古い記憶でも消せることがわかったわけだ。この最後の点は重要である。なぜならこれは、

「記憶というのは、一度しっかり書きこまれると薬物による阻害などには抵抗性をもつ。つまり生化学的に安定する」

という通説に鋭く対立する結果だからだ。もしこれが本当なら、記憶についての医療全般に影響をあたえることと思われる。極端な話、子供のころに受けた虐待の記憶などを、薬物投与によって消す、という治療ができるようになる日が来ないともかぎらない。

水に流す「過去」そして未来

記憶は脳にきざまれた過去……。

そうだとすれば、記憶をもつすべての生物に過去はあることになる。しかし右のタイトルで私が「過去」と、わざわざカギ括弧つきで表わしたのには理由がある。それは、この項で扱おうとしている「過去」は、以前に経験した単なる事実 fact の記憶ではなく、以前に起きた個人的な「できごと episode」についての記憶だからだ。つまり、

「いつ when」「どこで where」「何が what」

という要素を含む記憶のことである (Tulving, 2002)。

例をあげると、

「これは横断歩道である」

といえばそれは記憶だが、一般的な事実である。「何が」しか含んでいない(「どこで」も含むといえば言えないこともない)。これに対して、

「これは二年前、不注意なドライバーが私をはねた横断歩道である」

といえば、それはこの横断歩道にまつわる過去のできごとの記憶であって、個人の物語に属する。つまり「いつ」「どこで」「何が」の三つの要素すべてを含んでいる。このような過去は、私たち日本人が、

「その過去は水に流そう」

という場合に指す「過去」であろう。「横断歩道」は水に流せない。「二年前に私がはねられた横断歩道」なら、流そうと思えば流すことはできる。


専門的には前者の物語を含まない過去を「意味記憶 semantic memory」と呼び、後者の物語の過去を「エピソード記憶 episodic memory」と呼ぶ(Eichenbaum and Cohen, 2001; Tulving, 2002)。両者とも「陳述記憶 declarative memory」(注19と図6参照)の一種だが、現在は分けられることが多い。


さて動物にもこのような水に流す「過去」はあるのか、というのがこの項の問いである。エピソード記憶研究の代表者エンデル・テゥルヴィング Endel Tulving は、

「ない」

と明言する。彼は、エピソード記憶は人類の進化史の比較的新しい段階で意味記憶から分かれて進化してきたもので、動物にはこの種の記憶はない、と考える(Tulving, 2002, p6—7)。確かに、ごくごく直感的には、

「ウチのポチは利口でねえ。あれが仔犬のころに石を投げていじめた隣の子供の悪行を、水に流したん

ですよ」

という事例は起こりそうにない。ポチはたぶん死ぬまで、その悪ガキを見るたびに吠えつづけるだろう。なぜか？

「水に流す」とひと言でいうが、実はこれはかなりの高等技術だからである。水に流すためにはそのできごとを忘れず覚えていながら、しかも同時に「なかったこと」にする必要がある。つまり個人的な体験でありながら、それをいわば映像場面をみるように客観視し、同時にその場面にただちに反応しそうになる自分を抑制しなければならない。これがポチにできるだろうか？　これをするには、

「自分自身を第三者の視点からみる」

という発達した自我意識（第四章参照）が必要になるだろう。そしてそこには、「自己史」というたぐいの時間感覚がともなうだろう。

　動物にエピソード記憶はないと考えるテゥルヴィングは、エピソード記憶と意味記憶とが異なった種類の記憶で、異なった脳の部位に依存していることを示すため、エピソード記憶だけを失った患者Ｋ・Ｃの例を紹介している (Tulving, 2002, p12)。それによるとＫ・Ｃ氏は三〇歳の時オートバイ事故で頭を打ち、「自分自身がしたこと」についての記憶だけをすべて失ったのである。彼は自分にまつわる事でも、過去に接した「事実」なら、今まで通り思い出すことができた。たとえば「自分の生年月日」「生家の住

所」「自分が通った学校の名前」といった意味記憶である。ところが彼は、数分より以前の自分の人生で、自分がした「できごと」を思い出すことがまったくできなくなった。そしてそれと同時に彼は、未来の自分を考えることもできなくなってしまった。「訊ねられてもその日、その翌日、いやその後の全人生で自分が何をしようとしているのか答えることができない」(Tulving, 2002, p14) という状態に陥ってしまったのである（注20）。つまり自分にまつわる「物語」が彼の脳裏からすっかり消えてしまったのだ。

（注20）これは何を意味するのか？　それはおそらく「過去のエピソード記憶を失うということは、未来の自分を思い描くこともできなくなる」ということだ。つまり「自己史」というたぐいの時間感覚は——自分の行為を「場面」のように眺めるという能力は——過去のできごとを記憶するためだけでなく、未来のできごとを組み立てるためにも不可欠なものらしい。これは内省的には了解できよう。未来設計 future planning をするとき私たちは必ず過去の事例を参考にしているからである。科学的にもヒトで、海馬・側頭皮質と前頭皮質の両方の活動が、過去と未来について考えている時の両方で上昇したという報告がある (Okuda et al. 2003)。だから、エピソード記憶と未来設計はどうやら起源を同じくする心理機能らしい。だがこれについては第四章で詳述する。

だからテゥルヴィングが言うように、意味記憶とエピソード記憶（そして未来設計）は、異なった脳内の過程に依存するというのは、どうも確からしいのだ。また機能的磁気共鳴画像法などでみると、エピソード記憶は進化的に新しい脳部位である前頭前野皮質などにも強く依存するのも、確からしい。

しかしながら、だからと言って、

「動物にエピソード記憶はない」と結論するには、実はまだ早いと思う。「水に流す」技術はないかもしれないが、個人的体験を場面のように見ることまでなら、動物にもできるかもしれないからだ。

実際これら高度に「人間的」な能力を、実は鳥のカケスも持っていると言ったら読者の方々は驚くかもしれない。英米人は特に意外に思うのではないか。なぜなら「カケス jay」を英和辞典でひくと、本来の意味の他に「マヌケ」という俗義も載っているからである。

ところがカケスはマヌケどころか実は相当にアタマのよい動物である。以下に、動物のカケスにも「自分」にまつわる過去と未来の感覚があり、エピソード記憶と未来設計は、人間だけが専有する能力ではないことを示した、一連の愉快な実験を紹介することにしよう。

カケスにも過去と未来はある

①カケスのエピソード記憶

カラス・カケスの仲間 corvids やエボシガラ titmice などの鳥は、捕ったエサを自分だけが知る場所に隠しておいて後から食べに来るという習性がある。中には千ヶ所以上の場所を記憶していた例もあるというから驚く。

カリフォルニア大デイビス校のニコラ・クレイトン Nicola Clayton と、ケンブリッジ大のアントニー・

ディキンソン Anthony Dickinson の二人は、アメリカカケス Western scrub-jay のこのエサ隠しの習性に目をつけた。これを利用して、彼らが人間と同じようなエピソード記憶を持っていることを示せないだろうかと考えたのだ (Clayton and Dickinson, 1998)。

クレイトンとディキンソンはまず、実験室で飼育したカケスたちにピーナッツとガの幼虫(つまり毛虫)の二種類のエサを用意した。カケスはピーナッツより毛虫の方が好きだという。だが毛虫は当然、長い時間放置しておくと腐って食べられなくなる。そこでまず彼らはカケスたちにこの、

「長い時間が経過すると毛虫は食べられなくなる」

という事実を覚えさせた。これをした後に、彼らはカケスたちにピーナッツと毛虫を与え、それらを実験室の大きなカゴの中に用意した、砂で満たしたトレーの中に隠させる実験をした。ただし彼らは以下のような二つの条件をつくった。

条件一　カケスにまずピーナッツを与え、それを左側のトレーの中に隠させる。その五日後に、今度は毛虫を与え、これを右側のトレーの中に隠させる。この四時間後、カケスをカゴに放って、自由にどちらでも好きな方のトレーを掘り出させる。

条件二　与えるエサの順序を逆にする。つまりまず毛虫を与え、それを右側のトレーの中に隠させる。その五日後、今度はピーナッツを与え、左側のトレーの中に隠させる。その四時間後、どちらでも

好きなほうのトレーを掘り出させる。

カケスは毛虫の方が好きなので、何の制約もなければ、まず毛虫を掘り出して食べ、そのあとピーナッツを掘り出して食べる。しかしもしカケスが、自分がエサを隠したという行動を「時間の流れ」の中で、「できごと」として把握しているなら、五日前に隠した毛虫はもう腐ってしまっていて食べられないのを理解しているから、四時間前に隠したピーナッツを食べようと思うはずである。逆に毛虫を隠したのが四時間前なら、まだ食べられるので、好物のこちらのほうをまず掘り起こすであろう。そうクレイトンとディキンソンは予想した。

この予想は見事に的中した。条件一の、まだ毛虫が新鮮な状況だと、八〇パーセントのカケスがまず毛虫を掘り起こした。ところが条件二だと、すべてのカケスがまずピーナッツを掘り起こしたという。毛虫とピーナッツを隠した順番を、彼らは把握していたのである。

ちなみに、いつでも新鮮な毛虫を与えられ「時間がたつと毛虫は腐ってしまう」ことを学習していないカケスは、五日たったあとでも相変わらず毛虫をまず掘り起こしたというから、この行動には学習が必要である。つまり彼らは本能に頼ったのではない。

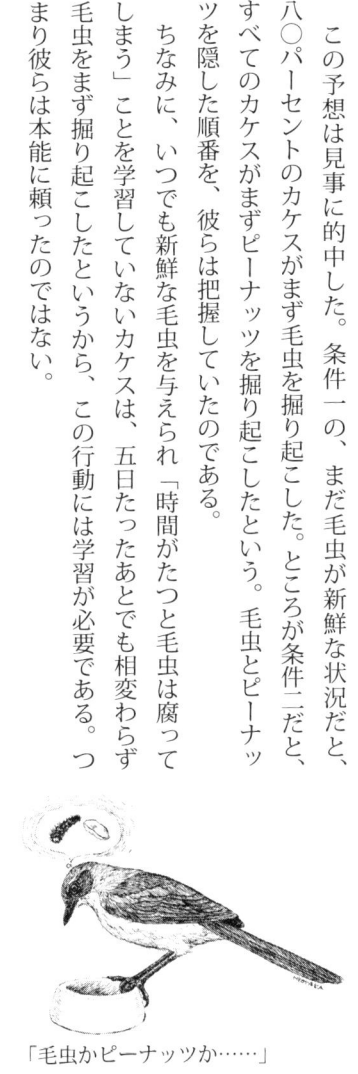

「毛虫かピーナッツか……」

さらに面白いことに、別の条件、

「毛虫を隠してから長時間放っておくとその間に誰かが毛虫を盗んでしまう」

という学習をしたカケスも、五日前に隠した毛虫を掘り起こさなくなるという。つまり、

「どうせ盗まれてしまってもうないだろうから、ピーナッツのほうを掘り起こそう」

そうカケスは思うらしいのだ。またまたさらに、自分がエサを隠しているその現場に別のカケスがいると、そのカケスはその後エサを掘り起こす時、この盗み見したカケスが視野の中にいる場合に限って、見られた現場をとにかくまず掘り起こしにかかるという(Dally et al, 2006)。つまり、

「あいつがいるぞ。盗られる前に自分が食べてしまおう」

そう思うらしいのである。

これらの実験は、アメリカカケスが「過去のできごと」を覚えていることを強く示唆する。カケスのこの記憶は「いつ」「どこで」「何が」の三要素を明らかに含んでいる。だから定義上、アメリカカケスはエピソード記憶を持っているといってよい。ただ彼らが私たち人間と同じように、「過去にさかのぼる」という主観的な「感じ」を経験するのかどうかは、カケスには言葉がないので残念ながらわからない。

②カケスの未来

では次に、カケスは未来設計もできるのだろうか?

クレイトンとディキンソンたちのチームの最近の研究は、これに「イエス」という答えを与えている(Raby et al, 2007)。レイビーを実験リーダーとするこのケンブリッジ大研究チームが行なった新しい実験は、以下のような単純明快なものだ。

１　彼らは実験用の大きな鳥カゴをＡ・Ｂ・Ｃの三部屋に分ける。部屋Ａは「朝食の部屋」で、カケスたちはここですりつぶしたナッツを朝食として与えられる。部屋Ｃは「朝食抜きの部屋」で、朝ここに入れられるとカケスたちは朝食抜きに耐えなければならない。

２　この学習が済んだあと、カケスたちはある夕暮れ時、中央の部屋Ｂで意外なエサの振る舞いを受ける。エサはいつものようなすりつぶしたナッツ粉ではなく、ちゃんとした固形ナッツである。つまり彼らはこれを運んでトレーの中に隠すことができる。トレーは部屋Ａと部屋Ｃの両方に備えつけてある。さてカケスたちはどちらの部屋にナッツを隠すだろうか？

もしカケスに翌朝のことを考える能力があるなら、部屋Ｃの方にナッツを隠すにちがいない。「朝食抜きの部屋」に入れられても朝メシにありつけるようにである。この予想は見事に的中した。カケスたちは部屋Ａには平均五・四個のナッツしか隠さなかったのに、部屋Ｃにはその三倍以上のナッツを隠して翌朝に備えたという。

ただしこの結果は、「未来設計」という考えを導入しなくても、説明することはできる。たとえばカケスはただ単に、「部屋C＝空腹」という連合記憶を作り、この条件づけに従ってナッツを盲目的に部屋Cに運んだだけなのかもしれない。つまり彼らは別に明日のことを心配したわけでなく、部屋Cが呼びさます空腹の記憶に従っただけなのかもしれない。

この可能性を排除するために、レイビーたちは第二の実験を行なった。それは「お好み朝食実験 breakfast choice experiment」と彼らが呼んだものである。それは以下のようなやはり愉快なものだ。

1　カケスは部屋Aでも部屋Cでもちゃんと朝食を与えられる。ただし二つの部屋では出る食事のメニューが違う。部屋Aではいつでも固形ドッグフードで、部屋Cではいつでもピーナッツである。

2　この学習が済んだあと、ある夕暮れ時、カケスたちは中央の部屋BでドッグフードとピーナッツのLの振る舞いを受ける。そして部屋Aと部屋Cのトレーの中に自由に隠すことを許される。さて彼らはどのように、二種類のエサを二つの部屋のトレーに分散させるであろうか？

もし連合記憶と条件づけが彼らの行動原理なら、部屋Aには習慣にしたがってドッグフードを、部屋Cには習慣にしたがってピーナッツを、それぞれ隠すと思われる。少なくともラットで、ある場所でいつも同じエサを食べると、その後その同じ場所で同じエサをいつでも食べるようになるという報告があるるからだ。だがその反対に、もしカケスが朝食の時にメニューを「お好み」で選ぶのを好むのなら、つまり翌朝のことに思いを馳せるのなら、部屋Aにはむしろ違ったエサであるピーナッツを、部屋Cにはむしろドッグフードを、隠すであろうと思われる。

結果は未来設計仮説を支持するものだった。カケスたちは翌朝に各部屋で出されるメニューとは違うほうのエサを、つまり部屋Aにはピーナッツを、部屋Cにはドッグフードを、より多く運んで隠したのである。

これらの結果は、進化的には人間とかなり隔たっているアメリカカケスにも、過去に自分が関わった「できごと」についての記憶があり、またこの記憶を動員することによって未来を設計する能力があることを示唆している。哺乳類の海馬に相当する脳部位は鳥類にもある。しかし皮質構造はそれほど発達してはいない。おそらく環境からの要求によって、同じような心理的能力を、違った脳内ネットワークを駆使して発揮することができるよう進化してきたのであろう。

ここでの結論はしたがって、鳥類を含む動物にも、自己にまつわる過去と未来の感覚はあるのだろうということだ。学者というのは一般に自分の研究対象を優れたもの・特別なものと思いたがる癖があるというが、この「できごと」の記憶と未来設計に関しては、思い入れではなくて本当に動物も持っているらしいのだ。前に挙げた「ウチのポチ」の例にもどると、ポチは隣の子供が自分をいじめた過去を水には流せないかもしれない。だが彼は、その子供が自分に石を投げつけ自分が怖ろしい思いをしたということを、過去の「場面」を見るように把握しているであろう。そして散歩に出るとき彼は、その子供がよく遊んでいる路地を避けて回り道したいな、と未来設計して思うにちがいない。

強化学習のナゾ

学者というのはまた、一般人が気にもしないことを、さも重大なことのように取り上げて騒ぐこともある。記憶研究の領域にもそのような例があるので、最後にそれを紹介して、この章に花を沿えることにしよう。

それは「強化学習 reinforcement learning」にまつわるナゾである。日常言語で表わすと何の不思議もないのに、科学の言葉で表わそうとすると難問が出現するという好例である。次に例をあげよう。

「O氏(といっても私ではない)は、ある日友人K宅に遊びにいった。Kが新しいアパートに越したので、引っ越し祝いにランチをご馳走してくれるという。約束の時間に出向くとKはなぜかあわてた様子であらわれた。「材料を買い忘れた。下の市場へ行って来るから待っていてくれ」そして出ていってしまった。O氏は朝ごはん抜きで来たのである。おなかがすいてたまらない。彼はしかたなく、家捜しをすることにする。初めてのアパートなので勝手がわからないが、とにかくキッチンへ行き冷蔵庫を開けてみる。中身は空っぽだ。次に横の引出しを引いてみる。ナイフやフォークが乱雑に詰まっているだけだ。そこで試しにＯ氏は、調理台の上に取りつけられた観音開きの棚を開けてみた。するとそこには、ポテトチップスがごっそり買い置きされてあるではないか！　しめたとばかりＯ氏は、大好物のポテトチップスをぼりぼりと食べた。

……さてその一週間後、Ｏ氏は、今度は別の用事でＫのアパートをたずねた。Ｏ氏というのは良心の呵責をあまり感じない種類の人間である。Ｋの目を盗んで彼はキッチンへ向かった。そして今度は迷うことなく、調理台の上の扉を開け、好物のポテトチップスをこっそりと食べた」

ここで質問。

「なぜＯ氏は二度目には迷わずキッチンへ行き調理台の上の扉をあけることができたのでしょう？」

これには小学生でも即答するであろう。

「だってそこにはポテトチップスがあることを覚えていたからです」

そこでさらに質問。

「ではどうしてＯ氏は、そこにはポテトチップスがあることを覚えられたのでしょう？」

ここまで来ると人は呆れ顔になるであろう。中には怒りだす人も出てくるかもしれない。

「好物なんだから当たり前だろ。そんなバカな質問はヨソでやってくれ」

だがそのような人は実は学者向きではない。かつて、

「なぜモノは下に落ちて上に落ちないのだろう?」

と質問する人間を「バカ」と笑った時代があったはずである。

一見当たり前のように発生する現象に不思議を感じ、その発生の基盤 substrate を明らかにしてゆくというのが、科学(自然科学・社会科学)の仕事である。右のO氏の学習が不思議なのは、次の点のためである。

「強い印象を与えられた場面をよく覚えているというのならまあよい。たとえばポテトチップスを発見した瞬間や、それを食べた瞬間のことが記憶に残ったというのならまあよい(フラッシュバック記憶とよばれる)。

ところがO氏は、ポテトチップス発見に至るかなり以前の複数のことまでも、記憶に残している。そもそもそうしなければ、ポテトチップスを再発見できない。つまり「キッチンへ行き、引出しでなく調理台の方向へアプローチし、観音開きの扉を開ける」という一連の長い行為が、「ポテトチップス発見!」という決定的瞬間の少なくとも数秒から数十秒以前に起きている。脳細胞の分析科学にとって、数秒・数十秒というのは途方もなく長い時間である。なぜこんなに時間的に離れたできごとが、しかもまとまって、ポテトチップス発見と一緒に記憶に残るのだろうか?」

決定的瞬間のかなり以前に起きたできごとが記憶に残るというのは、「遠隔報酬の問題 distal reward problem」とよばれ、何人かの研究者によって、細胞レベルの仮説が出されている（例、Izhikevich, 2007）。だが最終的な答えはまだ出ていない。

一方、数秒・数十秒という長い時間に及ぶできごとが、まとまりをもって記憶に残るという点は、私が知るかぎり、神経生物学の領域で問題にしている人はいない。認知心理学領域でなら、この種類の現象はずっと以前から「ゲシュタルト gestalt 知覚」と呼ばれて、その存在は認知されている（最近例、Keil et al, 1999）。だが主として現象学的な記述で、その基盤を問題にするような扱いではない。

なぜ経験的にはこんなにも明らかなのに、分析神経生物学はゲシュタルト問題を扱わないのであろうか？

それは、扱えないのである。時間的（あるいは空間的）に散らばっているできごとが互いに膠着してしまったら、経験自然科学の原則が侵されるからである。ちょっと小むずかしくなるけれど、原則では、時間軸上の点t_1、t_2、t_3……はお互いに同等であって、そこに優劣・高低・良悪などの差はないからだ。これは第一章の最後にもちょっと触れたのと同じ事情である。だからたとえば、t_1、t_2、t_3だけが一緒になって（t_a）という新単位をつくり、t_4以下を区別してしまう原理がないのである。つまり、「O氏の脳内で、ポテトチップス発見へ至る時間軸上の一連の事件が、そこだけ一つのできごととして膠着する（ベルクソン用語では「相互かん入」する）」

ということは認められない（そんな現象を記述する分析科学的語彙はない）。

だが神経生物学の悩みにおかまいなく「ゲシュタルト」は存在する。その非分析性からか、はたまたドイツ語の語感のためか、この語彙を、

「うさん臭い」

と思う人は多いらしい。かつて私もこれをさる所で使用したところ、

「ゲシュタルトなどというあいまいな言葉を用い……」

と匿名審査員（日本人）にボロクソに言われた。いまだに悔しいので、ちょっと弁明させてもらうと、ゲシュタルトは「あいまい」なわけではない。それはあいまいな意見だと思う。ただこれを、それ以上分解はできないだけだ。

ちなみにゲシュタルト問題は、かつてメルロ=ポンティ Maurice Merleau-Ponty(1908—1961) がその主著『行動の構造』の中で取り上げている (Merleau-Ponty, 1963)。最近でも一般向け著書とはいえ、ノーレットランダーシュという科学ライターが、その著書で強調している（ノーレットランダーシュ、二〇〇二、第8章）。

私の予想ではこの事実は、近い将来語彙が英米語に取って替わられ（たとえば percept）、ふたたび注目

されることになるだろう。なぜならこの問題は、脳科学が避けて通れないものだからだ。

まとめよう。本章で私は、過去が脳内にきざむ痕跡＝記憶について述べた。そしてアメリカカケスのえさ隠しの実験を紹介したところで、記憶は未来設計のためにもかかせないものだろうと示唆した。そこで次章では、この未来設計についてさらに考えてみることにしよう。これは私たちヒトでもっとも発達している機能である。そしてこの領域は現在も発展途上で、いくつかの学説がしのぎを削っている。だからこそ面白い。

第四章　脳の中の司令官
――前頭前野皮質の自我機能――

記憶に残った名台詞

若い読者はご存知ないかもしれないが、かつて萬屋錦之介（よろずや・きんのすけ、1932―1997）という名優がいた。もともとは歌舞伎役者で、女形が得意だったらしい。しかし俳優としては「子連れ狼」（一九七三―一九七六年放映）の拝一刀（おがみ・いっとう）役など、男っぽく粗暴なイメージで売っていた（注21）。この萬屋錦之介の当たり役の一つに、叶刀舟（かのう・とうしゅう）という蘭学医があった。「破れ傘刀舟・悪人狩り」（一九七四―一九七七年放映）の主人公である。刀舟は、表向きは医者なのだが、実は正義の味方の殺し屋で、悪人が暗躍するとなぜかそれをつきとめ、最後には斬り殺してしまう。その殺すときの捨て台詞がスゴかった。

「てめぇら人間じゃねえ！　叩っ斬ってやる！」

と言うのである。中学生だった私はこの台詞に接するたびに、

「すごいこと言うなあ。よく言えるなあ」

子供心に感心していた。

相手が悪いことをしているのは確からしい。だが「人間じゃない」というのはすごい。さらにそう断言しその人を「叩き斬る」権利が自分にあると信じているところがすごい。またさらに、「叩き斬ってやる」には「誰かのためにやる」という含意があろうが一体誰のためか？　殺された人のためかそれとも抽象的価値のためか？……こうすべて言語化していたわけではないが、私はそんなふうに感じたものだ。

とにかく「人間じゃない」というのは大変にまずい状態らしい。では「人間である」とは具体的にはどんな条件なのだろうか？

私ごときの手におえる問題でないことは重々承知しているが、この章では「人間的」といわれる脳機能について考察しようと思うので、まず少しだけ考えてみようと思う。

（注21）萬屋錦之介は、最後の出演映画となった「千利休・本覺坊遺文」（一九八九年、熊井啓監督、井上靖原作）で、クライマックスで仮想の切腹をして死ぬ織田有楽斎役を好演した。この映画はベネチア国際映画祭銀獅子賞を受賞しており（英題「Death of a Tea Master」）、パリでも上映されたので私もみた。その頃フランスではまだ「日本ゾーム」は始まっておらず（マンガも北野武も有名になっておらず）、ラテン区の小劇場でフランス人に囲まれ、禅哲

学の抽象的会話がまじる映画をみるのは印象ぶかい体験だった。織田有楽斎は映画の中で次のような難解な台詞を繰り返した。「無では、消せない。死なら、消せる」そして最後に、利休の後を追うかのような仮想切腹死を遂げるのである。この台詞はいったい何を意味するのか？

「人間的」なこととは

私は三島由紀夫（1925―1970）のファンではないが、三島が絶賛した小説に覆面作家・沼正三の『家畜人ヤプー』というのがあった。未来社会で「遺伝的にヒトより劣った動物」と定められてしまった日本人が、西洋人から家畜扱いを受けるという壮絶な話である。品種改良され、人間椅子や人間便器にされてしまうのだからスゴい。

これが壮絶である理由は、何が私たち人間にとって屈辱的かといって、相手からモノ＝対象（オブジェ object）扱いされることほど屈辱的なことはないからだろう。「何かのための道具」扱いされることほどの屈辱はない。奴隷はその最たる例である。そして他人のそのような気持ちを理解できない人は、おしなべて「人でなし」である。

「こんな感覚は動物にはない」

そう断言はできないが、ごく直感的に考えて、ヒトに限られたもののような気がする。たとえば複雑な認知心理テストには、被験者としてサルとヒトが使われる。サルは報酬のジュースさえもらえれば、自分が「使用」されていようがいまいが、意に介さない、ようにみえる。しかしヒトの場合は違う。「被験者」という仮の立場に身を置くという契約と納得があって初めて、ヒトは実験に協力する。いや協力できるのである。その時はいくら「使用」されていても、実験が終われば「一人格」にもどるという了解がなければならない。

モノや道具のように扱われると屈辱的なのは、そこには右のような「〜として」という「仮の立場」の承認がなく、そのような立場を身にまとい、それを認めることを他人にも要求するのが、私たち人間の特質にほかならないからであろう。「相手の身になって考える」というのは、相手をそういうものとして認めるということで、これは多分人間にしかできないかなりの高等技術なのである（注22）。

（注22）ここで思い出すのは安部公房（1924—1993）の代表作『砂の女』。砂丘に昆虫採集に訪れた主人公の男は、自分が社会でまとういろいろな肩書きについて思いをはせる（厳密にはこれは小説中でなく、安部公房脚本・勅使河原宏監督映画「砂の女」の中）。そのあと村人の策略にはまり、砂丘の穴に閉じこめられて、そこに住む女とただの男として対峙する。この対峙は実存対実存で、そこに限れば対象扱いはなく屈辱もない。男にとっての屈辱は穴の外から来た。食べ物や水を穴に運んでくる村の男たちが男に向ける目は、対象をみる目、モノをみる目になっていた。男は自分が昆虫になってしまったのである。

さて、このような高度な人間的精神活動の基盤になっているものは何だろうか？　私は、それは、「発達した自我意識」というものだと思う。

自我ego は小学生の子供にもある。だが子供の自我はいわば「剥き出しの自我」であって、今現在の欲望を満たすための前線隊長くらいの役割しかもっていない。たとえばガキ大将の子供には強い自我がある。その自我は確かに、その子の記憶や今現在の知覚情報を統合し、統率し、その子の地位と縄張りを守るために適当な作戦を決定する。これはこれですでに高度な精神活動である。だがそれはあくまで現場の状況に密着した統合機能にすぎないのだ。それはせいぜいボスザルの自我と同じか、似通ったレベルにすぎない。なぜならガキ大将はボスザルと同じように、「ガキ大将になっている」のであって、「ガキ大将を演じている」のではないからだ。

人は成長するにしたがって「演じる」ようになる。成長しないハタ迷惑なやつもたまにいるが、ふつうの人間なら、剥き出しの自我を「場面」のように眺める高次の自我が発達してきて、本部司令官が前線の動きを把握し監視するように、内心「バカバカしいな」とか「本当の俺ではないよ」とか思いながら、ガキ大将を演じるようになるものだ。それと同時に、他人の立場に立ってものごとを考える倫理感覚も生まれてくる。思春期に他人が自分をどう見ているかが気になってしかたなくなり、髪型とか服装とかに極端に気をくばるようになるのは、つまるところ、自分の中にもう一人の自分が住みはじめ、自分が演じる場面を他人のように観察しはじめるからである。これがいわゆるスーパーエゴ super-ego——おそらく人間だけが持っている自意識・自分を見つめる内なる自分——なのである。

「人を殺してはなぜいけないの？」

一九九〇年代に、殺害した遺体から頭部を切断し、路上に放置するというむごい行為を犯した少年は、調査官に向かってこのように質問したという。この問いへの答えは、自分が殺される側の立場に立って考えることがもしできるのなら、明らかだと思う。私たちは他人に迷惑をおよぼさない限りにおいて、楽しいうれしいと感じるであろう経験をする権利を持っている。この権利を奪う権利は、自分以外の誰も持っていない。だから殺人は罪なのである。


私たちの脳内で、前線の動きを把握し監視し、現場の欲求からひとまず離れて、未来の設計をするという「本部司令官」の役目を受けもっているのが、大脳前頭葉の先端部「前頭前野皮質 prefrontal cortex」と呼ばれる部分だと考えられている（図7）。

そこでは一体どんな物質的過程が働いているのだろうか？

司令官の未来設計とは実は、どのような下位過程から成り立っているのだろうか？

これらの問題にはまだいろいろな見解があり、また、前頭前野皮質の異常は統合失調症などの精神疾患の原因であるとも考えられているので、この領域はホットな先端領域として多くの人の注目を集めている。

発達の度合は低いが動物にも前頭前野皮質はある。そして動物にも高度な精神活動の原型ならある。つまりガキ大将を演じることはできないかもしれないが、ガキ大将になることならできる。

　そこで以下に、前頭前野機能の解明に迫る動物実験の最新結果を紹介し、自我という高度な精神機能にメスをいれ解体してみよう。ちなみにこれは私自身の主な研究テーマでもある。

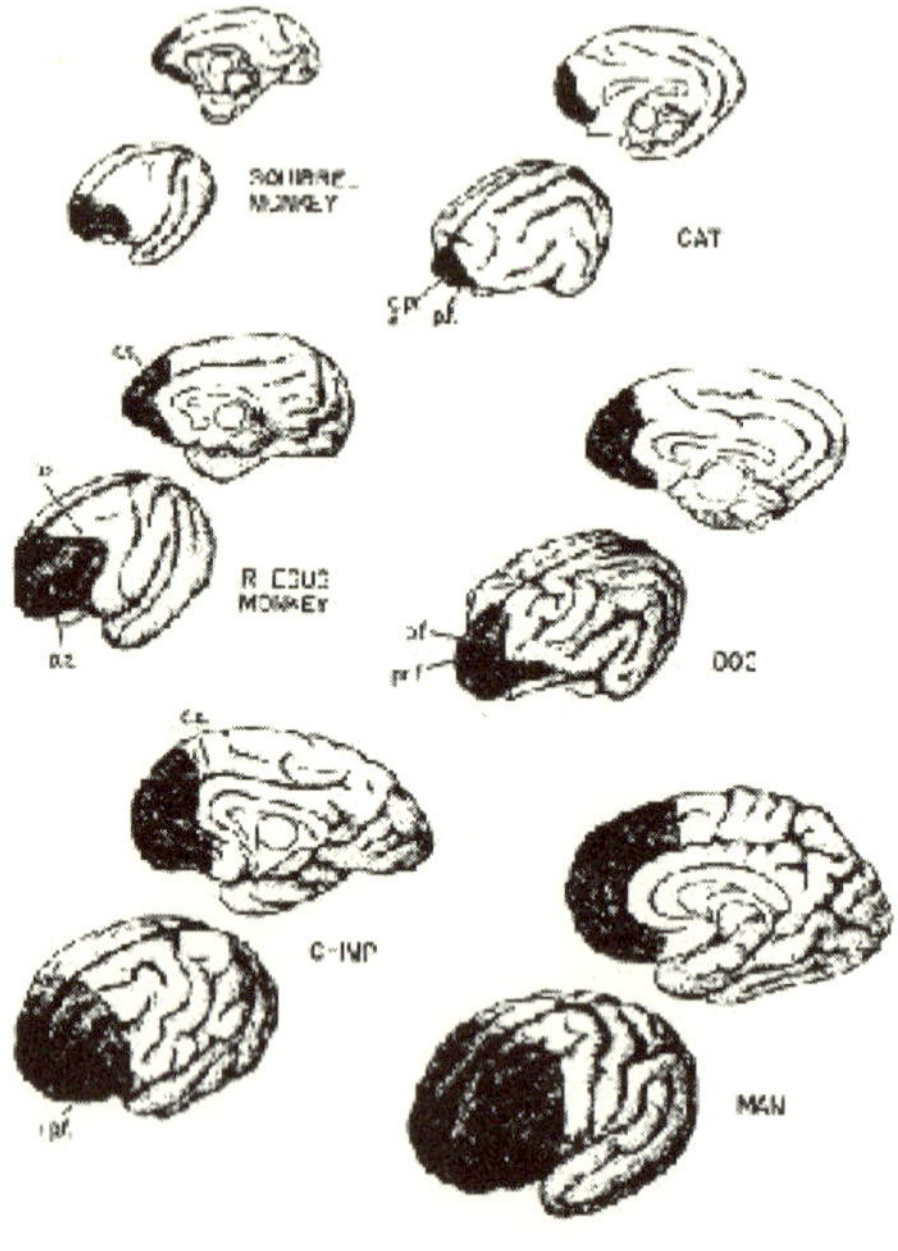

図 7　さまざまな種の前頭前野皮質部の図示。上からリスザル、ネコ、アカゲサケル、イヌ、チンパンジー、ヒト。Fuster (1997)、図 2,1（p 10）より許可をえて転載。ラットの前頭前野は図 5 参照のこと。

一世を風靡したワーキングメモリー理論

「たった今聞いたことをしっかり記憶にとどめてやりなさい」

そう先生から言われた場合のその記憶を、「ワーキングメモリー working memory」と呼ぶ。私たちはたった今見聞きした内容を意識に浮かべ、それが要求する近未来行動を組み立てて実行しようとする。一番よく挙げられる簡単な例は「電話番号を暗誦しながら番号ボタンを押す」という行為で、電話帳をみて013-245-xxxxなどと暗記しながら電話をかける時、私たちは電話番号をワーキングメモリーとして意識に乗せて、その番号を指で押すわけだ。ただこのような「無機的」行為の場合だけでなく、たとえばこれからデートに出かける時なども、私たちは会いに行く恋人の顔を思い浮かべながら、会うために必要な行動を組み立てるのだから、広義のワーキングメモリーを使用していると言ってよい。

ワーキングメモリーを使用しているということは未来の行動を設計しているということである。したがってこの過程のメカニズムを知るということは、私たちの「自我」の行動の重要部分について知るということにもなる。自我の過程がワーキングメモリーの過程だといえるわけだ。

「前頭前野皮質はワーキングメモリーを使用する座である」

そう広く考えられた。

一九九〇年代後半から二〇〇〇年代にかけての頃がピークで、この理論の最強推進者として君臨したのが、二〇〇三年に交通事故で惜しくも亡くなったエール大学のパトリシア・ゴールドマン＝

ラキーチ Patricia Goldman-Rakic(1937—2003) であった（注23）。

（注23）「ワーキングメモリー」という概念は、もともとはアラン・バドリー Alan Baddeley たちが一九七〇年代に提唱したもので、その本来の意味は「記憶貯蔵庫から呼びおこし、意識上にのせて今現在使用している記憶」というほどのものであった。つまり私たちの脳内には数多くの長期・短期記憶が貯蔵されていると考えられるが、ある行動をする時私たちは、それらの中のあるものだけを意識上に呼び出し、操作・使用する。バドリーたちのモデルは複雑だが、とにかくこの今現在使用されている記憶を、一般にワーキングメモリーと呼んだ。この定義をゴールドマン＝ラキーチはやや狭くした。そしてたった今見聞きした内容を、行動の手引きとして意識上に短期間保存しておく場合の、その短期記憶を、ワーキングメモリーとした。

ゴールドマン＝ラキーチ率いるチームがサルを用いて行なった主要実験とは、以下のようなものである。これは現京都大学教授の船橋新太郎氏が主著者の研究論文である (Funahashi et al, 1989)。

1　椅子に腰かけたアカゲザルの目の前に、コンピュータースクリーンが置かれてある。スクリーン中央に点があらわれ、サルはここにまず視点を合わせる。

2　数秒後、今度はスクリーンの隅八方のどこかに、ターゲットサインが〇・五秒あらわれて消える。サルはサインの点った方向へ視線を動かすと報酬がもらえる。ただしすぐに視線を動かしては駄目で、数秒の間その方向を意識にとどめて覚えておいて、それからその正しい方向へ視線を動かすと、ジュースがもらえるのである。

３　この視線移動の作業中、あらかじめ前頭前野皮質背外側部 dorsolateral prefrontal cortex に植えこんでおいた電極から、脳細胞の活動を記録する。

視線を動かさずにがまんしている数秒間の待ち時間を、「遅延期間 delay period」と呼ぶ。フナハシらは、前頭前野背外側部の細胞の約三割が、この遅延期間中に発火頻度をあげることを発見した。彼らはこれを「遅延活動 delay activity」と呼び、これらの発火頻度をあげる細胞を「遅延細胞 delay cell」と呼んだ。フナハシらはさらに、遅延細胞のうちの約八割が、ある特定の方向にだけ、選択的な反応をみせることをしめした。これらの結果からフナハシらは次のように考えた。

「前頭前野背外側部の遅延細胞の方向選択的な発火活動は、その数秒後にスクリーンの特定方位へと視線を動かそうと準備し、その空間内の位置を意識にとどめているサルの、その心的過程に対応するのであろう」

つまり、これは近未来設計をしている時に起きている細胞レベルの変化にちがいなく、これこそが自我機能のメカニズムなのではないかと考えたわけだ。たとえば、ガキ大将やボスザルは、対抗グループとの争いが起きた時、自分の子分がどこでどんな動きをしているかなどを心にとどめて、次の行動を設計していかなければならない。このような場合の心的機能の座が、前頭前野皮質の背外側部なのだろうということだ。

ワーキングメモリー理論の行き過ぎ

ところで、そもそも、このような「遅延反応課題」を遂行するために前頭前野皮質がなくてはならないことを発見したのはジャコブセン Jacobsen で、はるか昔、一九三六年のことだった (Kolb and Whishaw, 1990, Chapter 19 に詳しい)。また、ジャコブセン型遅延反応課題を用いて、遅延期間中に前頭前野皮質の細胞が発火頻度を上げることを最初に示したのは、UCLAのホアキン・ファスター Joaquin Fuster たちで、一九七一年のことだった (Fuster and Alexander, 1971)。ファスターたちはこの種の細胞を「記憶細胞 memory cell」と呼び、サルの行動準備の心的側面がこれらの細胞活動によって担われているのだろうと考えた (Fuster, 1997)。

ではフナハシとゴールドマン＝ラキーチらの実験が画期的であった理由は何かというと、それは、彼らはごくわずかな眼球運動と、コンピューター制御された緻密な行動とを対応させることで、前頭前野皮質の細胞活動の機能的な意味にさらに迫ったということだ。そしてこれをきっかけとして、ゴールドマン＝ラキーチのグループは、多くの新しい結果を生み出していった。たとえば彼女は、元北海道大学教授澤口俊之氏や、現エール大学准教授グラハム・ウィリアムズ Graham Williams 氏と共に、遅延細胞の活動と行動選択のためには、前頭前野皮質内でドーパミン dopamine という神経伝達物質が働く必要があることを示している (Sawaguchi and Goldman-Rakic, 1991; Williams and Goldman-Rakic, 1995)。

こうして、

「前頭前野背外側部の細胞は、さまざまな感覚的情報をオンライン処理し、目的にかなった近未来行動の選択とその遂行をつかさどる」

そう主張するワーキングメモリー理論は、前頭前野皮質研究の領域を席巻していった。これこそが自我機能の細胞レベルのメカニズムであると……。

この主張それ自体は正しいと私も思う。けれどもこの理論にはいくらかの問題もあり、それらへの異議申し立てが、この研究領域のひとつの大きな部分を占めてきた。

ワーキングメモリー理論はあくまでも、自我機能・人間の高度な精神機能の一面をあつかったものにすぎないということだ。それなのに、時代の寵児となったがゆえに、この理論はいくつかの極論を生み、私に言わせれば、それゆえにヒトの高度な精神機能を理解するための障害にもなってしまった感がある。

理解の障害となった極論とは何かというと、具体的には以下の二点である。

1　ゴールドマン＝ラキーチは、ワーキングメモリーが短期記憶を使用し、短時間しか続かない心理現象であることから、前頭前野皮質の機能というのは「長期記憶には無関係」と考えたらしい。この風潮は、増幅されて、研究領域一般に広まった。そしてゴールドマン＝ラキーチ型ワーキングメモリーさえあれば、意思決定・未来設計は可能、という楽観的な考えが登場した。この考えはあやまりである。

2　使用された視覚空間的ワーキングメモリー作業が非常に精巧で緻密であったからか、ゴールドマン＝ラキーチは、前頭前野皮質の内部でさらに、「感覚様相 sensory modality」ごとの機能分担があると考えたらしい。つまり、「視覚」対「聴覚」とか、「空間認知」対「時間認知」とか、感覚の種類によって、前頭前野皮質の内部はさらに細かい部分へと分けられるということだ。これには異議がかなりあって、自我の統率機能というのはそんな具体性を欠いた、もっと抽象的なものなのだというのが、おそらく正解である。

以下に順を追って説明してみよう。

未来はもうすでにある

①チョムスキーからの引用

まず、第一の点についてだ。結論からいうと、未来設計には長期記憶が絶対に必要なのである。未来はまったく新しいものというのは錯覚である。ニーチェ Friedrich Nietzshe (1844―1900) の永劫回帰ではないが、実は「未来はもうすでにそこにある」のである。

確かに、私たちは電話をかける時、電話番号を今現在、短時間だけ暗記し、ボタンを押し終えたらあとはきれいに忘れる。このことから、コンピューター機能をアナロジーとして、前頭前野皮質の機能構造を「ワーキングメモリーバッファー」と呼び、「ワーキングメモリーバッファーは、その時その時の短期記憶の展開の場を提供するだけで、使用が済めばこの情報貯蔵庫はカラ、あるいはサラになる」と考えられた。

だがこの考えには重大な落ち度があると思う。なぜなら、まっさらな場所に感覚内容をいきなり投射しても、たぶん何も起こらないだろうからだ。つまり「自我」にあらかじめ「構造」がなかったら、「意志決定」はできないだろう。単語を知っていても、文法＝シンタックス syntax を知らなかったら、しゃべれないだろう。ボスザルが敵との争いの時、味方の子分たちの動きや配置などを利用できるのは、そもそもその利用のしかたを知っているからだろう。

つまり前頭前野皮質のその場には、あらかじめ使用に耐える構造が備わっていなければならないし、それを使う筋道のようなものが決まっていなければならない。コンピューターの場合なら、それを作る人間が、知識にもとづいてこれらを決定すればよい。脳の場合はどうか？　たぶん、その生体のそれまでの経験が決定しなければならないはずだ。つまり、前頭前野皮質を通じた感覚内容の統合のその「しかた」は、その生体が経験を通じて獲得してきた長期記憶でなければならない。この記憶の物的基盤はいったいどこにあるのか？　前頭前野の内部だけではないだろうが、前頭前野の内部にも、あるだろう。この点がワーキングメモリー万能論からは欠落していた。

実は私はかなり以前からこのように考えて、うさん臭いと思われながらも、人前で発表する時や書いた論文の中では、至らないながらその趣旨を必ず述べてきた（例、Otani, 2002, 2003）。もちろん反対されたがゴールドマン＝ラキーチその人に直接提言したこともある。ただ、この種の記憶には名前がついていないので、説明するのに時間がかかるのである。人というのは大抵忙しくしているから、聞きたくないことにまで時間を割こうとは普通しないものだ。それでこのような考えは長い間無視されてきた。だが実は、この考えは私一人のものではなくて、ずっと以前から大御所ホアキン・ファスターが同様の主旨をいたるところで述べてきている（注24）。私はただその後尾に付し、ワーキングメモリー万能論に反論してきただけである。

（注24）ファスターにはお目にかかったことがある。二〇〇一年に彼はパリのフィッセン財団 Fondation Fyssen の賞を受賞し、授賞式のためパリを訪れた。その際知人が開いたホームパーティで私は同席になった。たまたまだが、その直前私は彼に論文原稿を送って意見を求めていた。当時の私はウィトゲンシュタインの哲学議論を前頭前野機能の説明に応用しようという試みに凝っており（第五章一九〇ページ参照のこと）、そのような内容をつづった「難解」な原稿を、畏敬するファスターに送ったのである。彼は返事をよこしてくれていたのだが、私を紹介されるとすぐに原稿のことを思い出し、「ウィトゲンシュタイン！　ウィトゲンシュタインについて話そう」といたずらっぽく目配せしてみせた。ファスターはスペイン生まれで、古き良き大陸ヨーロッパ知識人の素養をそなえた巨人との印象を私に与えた。

ファスターはたとえば十年以上前に、チョムスキーの言葉を借りてこう言っている（大谷訳）。「新しいプラン作成のための最も豊富な資源は古いプランにある。それを変形し、新しい状況に当てはめるのだ The richest source of new plans is our old plans, transformed to meet new situations (Miller and Chomsky, 1963, cited in Fuster, 1995, p176)」

チョムスキーとはあの「生成文法 generative grammer」で有名なマサチューセッツ工科大学（ＭＩＴ）のノーム・チョムスキー Noam Chomsky(1928—)である。ミラーとチョムスキーが元来どんな文脈でこれを述べたのかは調べてないので知らないが、ファスターの意図は明瞭で、

「新しいプランを作るということは、実は、直面している新状況に、自分がすでにもっている古いプランをうまく当てはめるということなのですよ」

と、そう言っているのだ。

「未来」を設計するという語彙に惑わされてはいけない。「未来はまだ来ていないもの。まったく新しいもの」そう考えるのはバラ色でよろしいかもしれないが、これは誤りである。私たちの行動というのは案外「三つ子の魂百まで」で、可能な行動パターンというのは、早い段階で決定しているものだ。むしろ新しいのはその時その時の状況・文脈 context のほうである。しかしその状況・文脈にしても、「まったく新しい」ということはまずない。まれに「まったく新しい状況」に直面すると、私たちはパニックに陥るか立ちすくむだけで、行動を設計するどころの騒ぎではなくなる。以前パリで、近所のスーパーにピストルをもった二人組の男が乱入してきて私の目の前でレジの金を盗んでいったことがあったが、至近距離にいた私はただ呆然と立ちすくむだけであった。頭の中は真っ白である。

大部分の新状況は、古い状況の繰り返しだ。それらの発生の具体的な場とか、発生前後の状況とかが微妙に違うだけだ。私たちは思春期くらいまでには大抵の新状況に接し、そのつど戸惑い、時には立ちすくみながらも、大抵の行動パターン＝未来設計を獲得していくものである。こうして私たちは、行動パターンについての長期記憶を作っていくのである。それは物体についての長期記憶を作っていくのと同様の過程である。こうして私たちは繰り返しおとずれる「新」状況に対処するのである。そしてこの種の長期記憶は、おそらくおもに前頭前野によってになわれているのである。

このことからさらに言えるのは次のことである。

「前頭前野がかかわる長期記憶の形成の現場に、もしも実験的に立ち会おうとするなら、まだ若い生体、あるいは極端に経験に乏しい生体を観察しなければならないだろう」

実験室で生まれ育った動物はその最良の例だ。倫理的側面はひとまず置かせてもらうが、実験用のラットは、生まれてから実験に使われるまでの数週間から数ヶ月の全生涯を、小さな飼育箱の中ですごす。彼らが接するのは母親と兄弟姉妹、そして飲用水やエサの交換などの、ごくわずかな環境変化だけである。したがって彼らの生活では、本能的な行動以外はほとんど動員されることがない。つまり彼らは、頭をつかった行動設計などということは、生涯したことがない。このような生物が複雑な実験作業にはじめて従事するとき、ほぼまっさらな前頭前野皮質細胞のネットワークが使用されて、それができあがってくる過程をとらえることができるはずだ。

それを示した例が最近いくつか報告された。前頭前野皮質がかかわる長期記憶の存在の実験的な証拠なので、以下に二例だけ簡単に紹介しよう。

②トゥーザニたちの実験

ニューヨーク・マンハッタンにあるコロンビア大学のトゥーザニ、プサンビィーティル、カンデルの三人は次のように考えた（Touzani et al, 2007）（注25）。

「遅延反応課題をラットが初めて覚えていくとき、最初は戸惑いながら行動しはじめ、くり返すうちにだんだんと行動のスピードや正確さが増していく。これはつまり、ある種の新しい学習が進行しているということに違いない。この種の学習の獲得についてくわしく調べた人はいない。この学習獲得には前頭前野皮質の活動が必要なのではないか」

（注25）トゥーザニたちの研究論文にはエリック・カンデル Eric Kandel（1929—）の名が入っている。カンデル氏は二〇〇〇年度ノーベル医学生理学賞受賞者で、記憶の細胞メカニズム研究領域の第一人者である。このような影響力のある人物が、私と同様の考えを表明してくれると、こちらとしては大変やりやすくなるのでありがたい。

そこで彼らはラットの前頭前野部（注26）を破壊して、まずは次のような遅延反応課題を行なわせてみた（図8）。

（注26）ラットでは前頭皮質内側部の「縁前皮質 prelimbic area」と呼ばれる部位が特に、サルやヒトの前頭前野背外側部に相当すると広く考えられている。第3章図5ではCg3と記されている部位。

1　図のような放射型迷路 radial arm maze のスタート地点にラットを置く。八方に延びたアームの中の一つの終点にエサが置かれてある。まずラットは、そこまで行ってエサを食べることを許される。食べたあとは、ラットはまた中央のスタート地点にもどされる。

2　数秒間の待ち時間（遅延期間）がある。この後、先ほどエサを食べたアームと、そのすぐ隣の別のアームが開く。今回の課題では、ラットが先ほどエサをみつけたのとは違うほうのアームの終点にエサが置かれてある。したがってもしラットが、先ほど進んだアームとは別の、隣のほうを選んで進んでいけば、エサにありつけることになる。

つまりラットは数秒の間、自分が選んだアームの空間的方位を覚えておいて、それとは違うもう一つのほうを選択することを要求されるわけだ。

さて前頭前野部に損傷を受けたラットでも、この課題の行動のしかたなら、ふつう通り覚えることができたという。つまりうまく行動できるようになるまでのスピードは、対照群のラットと変わらなかったという。たぶんこの程度の行動学習なら、何も前頭前野皮質を使わなくとも、線条体 striatum などほかの脳部位で十分まかなえるからだろう。

そこでトゥーザニたちはこの遅延反応課題に変形を加えて、少しむずかしくしてみた。彼らは、右の過程１と過程２との間で、まったく別方向のアームを一度おとずれることを、ラットに強制したのである。ラットはこの余計な行為のあとに、過程２にもどって、あらためて遅延反応課題を遂行する。だからこの場合、最後のエサにありつくためには、ラットは一つ余計な情報を意識の時間軸上に取り入れて、

「ある程度連続した行動の、時間的推移を記憶する」

という高度な認知能力を駆使しなければならない。このような行動を「戦略的 strategic 行動」と呼ぶのだが、おもしろいことに、前頭前野にキズを負ったラットは、戦略的な行動を学習することができなくなっていた。何度試しても、行動のスピードはまったく上がらなかったのだ。

この結果は、ラット前頭前野皮質がある種の長期記憶――戦略的な行動設計の記憶――をつくり、それを維持する場である可能性を示したといえる。この長期記憶が作られなければ、ラットは戦略的行動をうまく遂行できるようにはならない。つまり、近未来の行動設計をうまく行なえるようにはならないのである。

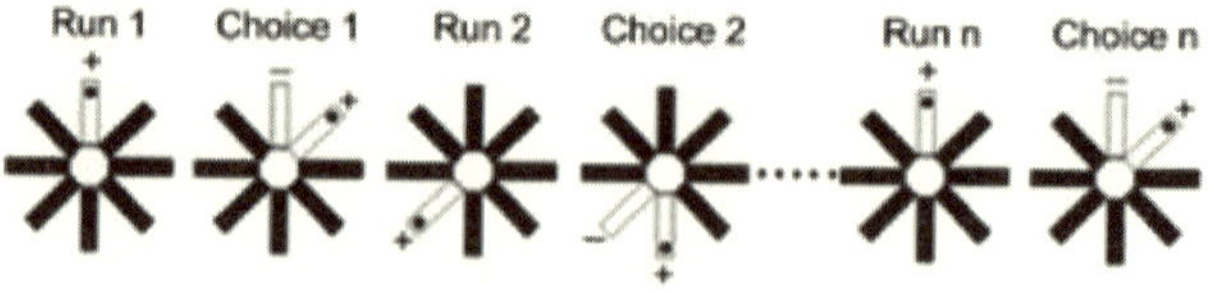

図 8　トゥーザニたちの遅延反応課題の模式図。Run1 でラットは＋とマークされた、エサの置かれたアームを訪れる。その数秒後の Choice1 で、そのアームと隣合う別のアームが開く。別のアームの方をラットが選ぶと、エサにありつくことができる。これを何回かくり返す。Touzani et al. (2007) より許可をえて転載。Copyright(2008) National Academy of Science, U.S.A. PNAS is not responsible for the accuracy of this translation.

③ルーニャンたちの実験

もう一つは、テキサス大学のルーニャンたちが行なった実験だ(Runyan et al., 2004)。ルーニャンたちは、恐怖条件づけの記憶を長期にわたって維持しておくためには、前頭前野皮質の内部で、あるリン酸化酵素の活性化が必要であることを発見したのである。これを示すために、ルーニャンたちもトゥーザニたちと同じように、恐怖条件づけの方法を変形させて、むずかしくした。

変形型は「トレース恐怖条件づけ trace fear conditioning」と呼ばれるものだ。ふつうの恐怖条件づけでは、警告のブザー音と電気ショックとは、時間的に重なって与えられ、前述した通り（一二四ページ）この行動の獲得には、前頭前野皮質は必要ない。これに対してトレース恐怖条件づけの場合は、ブザー音が鳴り響いた後に、しばらくの沈黙がある。その後突然、電気ショックが到来するのである。ルーニャンたちの実験では、ブザー音は十秒間響き、そのあと二〇秒間の沈黙があって、そのあと〇・七秒間の電気ショックが来る。

つまりトレース恐怖条件づけでも、ラットは、時間的に離れて起こる二つの重要なできごと、ブザー音と電気ショックとを、連合させて記憶するという戦略的認知能力を駆使しなければならないわけである。

実験手順は以下のようだった。

1　対照群と実験群のラットにトレース恐怖条件づけをほどこす。

2　実験群のラットでは、これをほどこす直前、あるいはほどこした直後に、U0126という名の酵素阻害薬を微量、前頭前野皮質内に注入する。

3　その二－三日後に、ブザー音だけを与えて、ラットが「ブザー音は二〇秒後の電気ショック到来を意味する」ことを覚えているかどうかテストする。

U0126というのは、「細胞外シグナル制御キナーゼ」と呼ばれる蛋白リン酸化酵素の阻害薬で、この酵素は細胞核の中の遺伝子に働きかけて、遺伝情報が読み出されるパターンを変化させたりする。そして、ニューロンの働きを長期にわたって変化させる。このU0126を微量注入されたラットは、トレース恐怖条件づけの学習を覚えることは、とりあえずはできた。ところがその二－三日後に再びテストすると、これらのラットはその記憶をすっかり忘れていたのである。学習能力は正常だったものの、それを数日間覚えていられなかったわけだ。

これらをひとまずまとめると、ワーキングメモリーという自我の過程自体はたしかに数秒間で消えてしまう。だがそれをそもそも可能にしている基礎があり、この基礎は、安定して保たれている長期記憶なのである。未来設計には長期記憶が必要なのである。それがなければそもそも、ワーキングメモリーという過程が成り立たないのである。

さて、この種の長期記憶は、抽象的 abstract な具体性のない記憶である。だから認めたくない相手に説明するのがむずかしいのだ。だがそれは確かに存在し、その存在はまた、自我とは本質的に抽象的なものであることを示している。このことについて、以下に説明しよう。

具体性がない記憶もある

記憶にもいろいろある。「赤」とか「四角」とか具体的なものもあれば、「自転車の乗り方」というような、取り出して見せられないものもある。プロ野球読売ジャイアンツの往年の四番バッター長島茂雄（1936–）は、打撃指導のとき、

「来たタマをばっと打て」

などと本人にしか分からないことを言って、後輩選手を当惑させたという。タマの打ち方というのも、具体的に説明するのがむずかしいタイプの記憶で、長島はスポーツ選手だからそんなむずかしいことは説明しなかったのである。

これに似たことが、前頭前野皮質がうけもつ長期記憶にもいえるのだ。前頭前野皮質がかかわる

記憶というのは、「赤」とか「四角」とかいった具体性を超越した、抽象的な「手法・手順」のようなもので、うまく具体的にいえないような種類のものなのだ。

たとえば、以前に見た道具を私たちは長期記憶として覚えていて、それに接するとそれを思い出すだろう。これはふつうの具体的記憶で、「物体記憶 object memory」とよばれ、海馬をふくむ側頭皮質領域の物質的変化によって担われていると考えられている。ところが私たちは、以前に見た道具などに接した時、それを思い出すとともに、それをどのような状況で用いて、どのように振る舞えばよいのかも、思い出すだろう。こちらの記憶には名前がついていない。しかしこれはいわば「方法や戦略の記憶」で、「物体記憶など具体的長期記憶の使用にかんする長期記憶」であるといえる。ちょっとむずかしく言うとこれは、記憶をいかに操作するかという記憶、記憶についての記憶、つまり「メタ記憶 meta-memory」である。そこで私は次のように言う。

「前頭前野皮質はメタ長期記憶に関わっている。メタ長期記憶を使用する短期過程がワーキングメモリーで、それは自我の機能である。自我機能は抽象的なものだ」

と。

メタ記憶は抽象的なものだ。なぜならそれは具体的な記憶の「心的配置」についての記憶だからだ。これに使われる個々の要素のその具体性は、問われないのだ。だからこれは数学的・音楽的なものである。一オクターブ下で鳴ろうが上で鳴ろうが、旋律は旋律だし、点丸で表わそうが小三角で表わそうが、グラフはグラフだ。

したがって、メタ記憶の座となっている前頭前野皮質のその活動は、刺激の感覚様相＝モダリティからは自由である。この点でもゴールドマン＝ラキーチは誤っていたのではないかと思われる。前頭前野皮質は、さまざまな種類の感覚刺激を受け入れ、それらを統合し、行動という出力へつなげるための心的司令塔活動を行なっているが、この作業は具体性というものを欠いた、数学的・音楽的なものなのだ。

そこで以下に、それを示した研究を二例紹介しよう。

①ファスターたちの実験

ファスターたちは、次のような行動をしているアカゲサルの前頭前野背外側部に植えこんだ電極から、ニューロンの発火活動を記録してみた(Fuster et al., 2000)。

条件一　低音(二四〇ヘルツ)のブザーが二秒間響く。十秒間の遅延期間があり、そのあと目の前のコンピュータースクリーンに「赤」と「緑」のシグナルが二秒間ともる。「緑」の方にサルが触れると報酬がもらえる。
条件二　高音（三〇〇〇ヘルツ）のブザーが二秒間響く。遅延期間とシグナル点灯は条件一と同じである。ただし条件二では、サルが「赤」の方のシグナルに触れると、報酬がもらえる。

つまりサルは、十秒間の時間経過のあいだ、「聴覚」と「視覚」という異なる種類の感覚情報を心的に連合させ、正しい行動へとつなげることを要求されるわけだ。もしもこれらの異なる感覚様相にまたがる連合が、前頭前野皮質のニューロンの働きによって達成されているなら、同じニューロンが「低音」「緑」「緑シグナルの接触」という三つの時間帯に、くり返し発火頻度をあげるだろう。また別のニューロンが、やはり「高音」「赤」「赤シグナルの接触」に対して、くり返し発火頻度をあげるはずだ。

この予想は当たっていた。まず記録された三二五個の前頭前野ニューロンのうち、二二パーセントにあたる七二個のニューロンが、低音と高音のブザー刺激のどちらかに対して発火頻度の上昇をみせた。言い換えれば、これらのニューロンは、二つの音刺激を「判別した」。そして重要なことに、これらのニューロンの大部分が、その十秒後の、緑（低音の場合）か赤（高音の場合）のシグナル呈示と、シグナルへの接触の時にも、発火頻度をふたたび上昇させたという。

このようにして、全部ではないが一部の前頭前野背外側部のニューロンは、時間軸に沿って聴覚と視覚という別種の感覚刺激を連合させ、行動につなげるという役割を果たしているようなのであった。

ちなみにファスターはこの「音」と「モノ」との時間的な連合は、私たちの言語能力の発揮のために重要なのではないかと触れている。そしてまた、この連合のためのニューロン・ネットワークは、長期的に脳内に保存されるもの、つまり長期記憶であるという点に触れるのも忘れてはいない。

②ダンカンとオーウェンの考察

ファスターがアカゲザルを被験者として、前頭前野皮質の機能の抽象性について報告したその同じ年、ケンブリッジ大のジョン・ダンカン John Duncan とエドリアン・オーウェン Adrian Owen の二人は、神経科学領域の総説誌として名高い「トレンズ・イン・ニューロサイエンシス Trends in Neurosciences」に、

「ヒトの前頭前野皮質の機能も、刺激の様式からは自由である」

と主張する論文を発表して話題を呼んだ (Duncan and Owen, 2000)。

ダンカンとオーウェンは、機能的磁気共鳴画像法 (fMRI) とポジトロン放出断層撮影法 positron emission tomography(PET) を駆使して行なわれた過去二十例の研究報告を、比較検討してみた。その結果、使われた認知テストの種類にかかわらず、活動を高める前頭前野皮質の領域はまったく同

じであることが分かったのである。

彼らが検討した、前頭前野皮質の働きに依存すると考えられている認知テストは、以下のような五種類に分けられた。ちょっと煩雑だが、それぞれを簡単に説明すると、

一　反応葛藤 response conflict。たとえば赤いインクで「青」、青いインクで「赤」と書かれてあるとする。そして「それぞれが何色で印刷されているでしょうか」と質問される。つまり青という文字に対しての正解は「赤」、赤という文字に対しての正解は「青」である。私たちは文字の「意味」のほうに反応しやすい。つまり青という文字には「青」、赤という文字には「赤」と答えてしまいやすい。正しく答えるためには、簡単なほうの反応を抑圧し、葛藤を覚えながら「色」の答えを探すことになる。このような「戦略的」判断をする時、前頭前野の活動は高まる。

二　作業の目新しさ task novelty。新しい作業をはじめる時私たちは、最初、その手順や方法を頭で考えながら行なう。だが慣れた後では、考えずに無意識的に行なうようになる。最初の意識的な段階では、前頭前野皮質が働いている。そこで、「手の指を決まった順番で動かす」など、簡単な作業を行なってもらい、最初の意識的な段階と、慣れたあとの無意識的な段階とで、脳活動の違いを計測する。

三　ワーキングメモリー（負荷の大小）。ワーキングメモリーとして意識に乗せておく情報の量

が増えると、それにともなって前頭前野皮質の活動量も増える。たとえば単語を一つ覚えておくのと、三つ覚えておくのとでは、三つのほうがむずかしく、それだけ前頭前野皮質の活動が高まる。この負荷の増加にしたがって増加する前頭前野の活動を計測する。

四　ワーキングメモリー（遅延期間の長短）。ワーキングメモリー作業中の暗記時間（遅延期間）が長くなっても、前頭前野皮質の活動は増加する。そこで、いろいろなワーキングメモリー作業で、暗記時間の延びにともなう活動増加をはかる。

五　知覚の困難さperceptual difficulty。わざとぼかして印刷してある文字とか、わざとぼかした顔写真を見せ、その認識度をテストする。これはいわばゲシュタルト知覚のテストで、ゲシュタルト知覚にも前頭前野皮質の活動が関わっている(Keil et al, 1999)。

お分かりのように、これらの認知テストは、視覚・聴覚・連鎖運動といった、さまざまな異なる種類の感覚を用いて行なうものだ。ダンカンとオーウェンは、これらのテストの最中に活動上昇をみせた前頭前野皮質の領域は、完全にオーバーラップしており、異なるテスト間で活動上昇の分布の違いを認めることはまったくできないことを発見したのだ（口絵８）。

やはり前頭前野皮質の機能というのは、具体的な感覚の種類からは自由で、それを超越した、抽象的なものなのであろう。日常生活の中で私たちは五感を通じてさまざまな種類の感覚情報に触れる。たとえば音と形は別の経路を伝って脳の内部へ入ってくる。しかしもし音と形から共通の項を抽出したなら、それらは「同じこと」を意味できる。たとえばこのどちらを用いても、私たちは「3」という概念を表わすことができる。トランペットが三度鳴ろうが、サイコロが三度転がろうが、3は3だからだ。このような、時間を貫いて存在する抽象的な「意味」の感覚に、前頭前野皮質はかかわっているのだ。

自我はカテゴリーとルールを用いる

このような抽象的な自我の機能ではあるが、これをうまく視覚的に表現することができたら、おもしろいかもしれない。実験室の中での作業は、緻密でよくできてはいるが、イマイチ現実感がない。もっと日常で私たちが遭遇するような例で、この過程をうまく表現できないか。こんな要求にこたえたのが、MITのアール・ミラー Earl Miller 率いる研究チームであった。ミラーは二〇〇七年九月、横浜で開催された「日本神経科学学会」の記念講演者として招待されていたから、読者の中には覚えている人もいるかもしれない。

まずは次のような事例を想像してみてほしい。

動物園からクロヒョウが逃げ出して、夜の町を徘徊していたとする。それをあなたが目撃し、一一〇番する。もしあなたが動物通でなかったら、きっとこんなふうに通報するだろう。

「通りを大きなネコみたいな動物がうろついていました！」

だがけっしてこうは言わないだろう。

「通りを大型のイヌみたいな動物がうろついていました！」

なぜか？　私たちにとってヒョウはネコ型の動物であって、イヌ型の動物ではないからだ。同様にトラやライオンはネコ型、オオカミやジャッカルはイヌ型であろう。


ヒョウの脱走は日常とはいえないけれど、ごくふだんの生活でも私たちは、五十メートル向こうからやってくるのが犬か猫かを、瞬時に判別している。大猫であっても小犬であってもネコはネコ、イヌはイヌだ。このような判別をカテゴリー分けと呼び、カテゴリー分けは視覚にかぎらず、聴覚でも嗅覚でも起こりうる。その特徴は、対象の細かい違いというよりも、対象から受ける全体的な印象の違い、はっきりとした区分を引くのがむずかしいが確かに存在するような種類の違い、にもとづく分別だということだ。

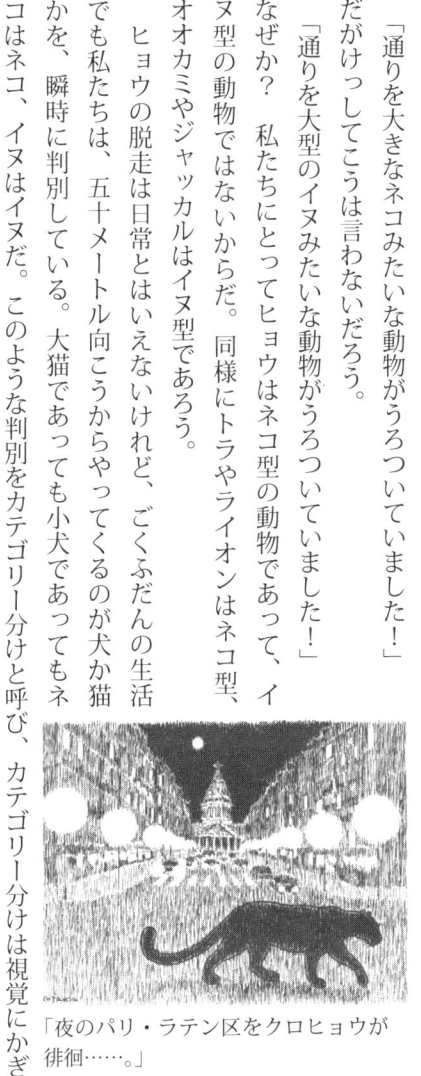

「夜のパリ・ラテン区をクロヒョウが徘徊……。」

実は当の動物たちもカテゴリー操作を行なっている。たとえば犬は、五十メートル先にいるのが同属のイヌか異種のネコかを、瞬時に判別する。それが視覚カテゴリーによるのか、嗅覚カテゴリーによるのかは分からないが、どんな体形や大きさでもイヌはやはりイヌであるらしい。彼らは同属に対しては耳を立てて興味を示すのである。

サルも当然この能力をもっている。ミラーのグループは、サルの視覚カテゴリー分け能力を利用したのである(Freedman et al., 2001)。そしてカテゴリー分け能力は、自我がみずからの行動をあやつるために欠かせない能力であることを示したのだ。

フリードマンとミラーたちは、コンピューターグラフィックを用いて六枚の動物写真を合成した(口絵9)。それらを仮にABCDEFとすると、Aは誰がみてもすぐに判断できるネコの写真、Fは誰がみてもすぐに判断できるイヌの写真である。だがAからB→C→D→Eと進むにしたがって、写真には次第にイヌ的な要素が混入してきて、「ネコ」からだんだん遠ざかっていく。

ミラーたちはサルに、

「ABC=ネコ」

「DEF=イヌ」

というカテゴリー分けをまず学習させた。そしてそれをもとにサルが、報酬のジュースを得る行動を設計した。つまり、たとえばCのグラフィックがスクリーンに現れた時は、その数秒後に「ネコカテゴリー」のボタンを押し、Dのグラフィックがスクリーンに現れた時は、「イヌカテゴリー」のボタンを押す、というカテゴリー遅延課題を行なったのである。

この時の前頭前野皮質の細胞活動はどうなっていただろうか？　三〇パーセントを超える細胞が、カテゴリーを選ぶ直前の待ち時間（遅延期間）に、カテゴリー選択的な発火頻度の上昇をみせたという。つまり前頭前野皮質の脳細胞は、写真の細かい違いにとらわれず、ＡＢＣという「ネコカテゴリー」か、ＤＥＦという「イヌカテゴリー」かに対して、反応したわけである。このことから彼らは、

「前頭前野皮質の細胞は、刺激の具体性にとらわれず、むしろその刺激が全体として意味するもの＝カテゴリーに反応する」

と考えた。

ただここで重要なのは、前頭前野皮質の細胞が関わる「カテゴリー」は、視覚的カテゴリーそのものではないという点だ。前頭前野皮質が関わる「カテゴリー」とは実は、「イヌ」「ネコ」という視覚的カテゴリーが意味するもののほう、つまり「それによって右のボタンを押すか、左のボタンを押すか」という行動上の意味のほうである。視覚カテゴリーそのものなら視覚野の細胞の活動で十分にまかなえる。前頭前野皮質は、その判別をどのように使用するかという意味、つまり自我の戦術的な判断のほうに関わっている。カテゴリーが行動とどのように結びつくかという一次元上の

決定をしている。たとえば、

「イヌが歩いてくるから逃げよう」

「イヌが歩いてくるから撫でよう」

という選択があったら、この文章中の「から」に相当する心的過程——方法の決定——が、前頭前野皮質の役目なのである。これが抽象的といわれる自我機能の分析的実態なのである。


このような自我が使用する方法・戦術のことを、「ルール rule」と呼ぶこともある（Assad et al., 2000; Wallis et al., 2001）。日常生活で見られるルール行動の端的な例はスポーツだ。野球では球を打ったらとにかく一塁に走るというルールがある。いくら三塁に走りたくても三塁へ走ればアウトである。つまりルールとは、制度化された「刺激—反応」の恣意的 arbitrary な結びつき（方法）のことだ。実はこの「ルールにしたがう」という概念は、かのウィトゲンシュタインが『哲学探究』の中で議論した人間行動の重要な側面でもある（Wittgenstein, 1958）。だからウィトゲンシュタインが議論した認知機能とは実は前頭前野皮質の機能にほかならなかったわけである。

スポーツだけでなく、実社会の中にもやはり無数のルールがあり、私たちはそれを契約として受け入れ、実行している。しかし私生活などで自由がきく場合は、人によって適用するルールは違うのがふつうである。つまり自我の機能の内容は、違うのがふつうである。

「イヌが歩いてくるから逃げよう」

とする人もいれば、

「イヌが歩いてくるから撫でよう」

とする人もいる。また、当てはめるルールは、具体的な刺激が異なっても同じでありうる。つまり同一人物の自我機能には、あるレパートリーというものがあり、それを違った条件にあてはめているわけだ。

「上司が歩いてくるから避けよう」

とする人もいれば、

「上司が歩いてくるから近寄ろう」

とする人もいるだろう。

対象がその人にとって持つ非常に基礎的・抽象的な意味があるといえる。それが時間の経過の中で、その人が次に取る行動のレパートリーを決定するわけだ。

ここで前二項の内容をまとめよう。

前頭前野皮質という私たちヒトでもっとも発達した皮質領域の細胞活動は、意志的な行動を決定するという自我の機能を受けもっている。この自我の反応のしかたというのは、外界からの刺激の具体的な特徴に対して反応するというものではなく、その刺激の「意味するもの」を判別するのである。もう少しくわしく言うと、具体的な刺激が思い出させる行動の方法やルールを判別し、選びだすという抽象的な機能を、自我は受けもっているのである。

人間の自意識あるいはスーパーエゴ

私たちの自我はこのようなもので、私たちはふだんこうして連綿と、意志決定をおこなっている。ただ私たち人間の場合は、このサルにもある自我の過程それ自体を、さらに刺激として受け取って操作するという「自意識」が、つまりスーパーエゴが、発揮される場合がある。

おわかりであろうか。私たちは、右で述べたような「方法」や「戦術」という自我の機能を長期記憶として持っており、これを「新しい状況」にあてはめて、ふだんの生活で意志決定を行なっている。ここまではサルにもある認知能力だ。ところが前頭前野皮質の容量が巨大な私たちヒトは、自分の持っている方法や戦術のレパートリー（自我）を、意識の中で陳列させ、それらを比較し適当な方法を選別するという、一次元上の心的操作をすることに長けている。サルトル Jean-Paule Sartre(1905—1980) が『自我の超越』(Sartre, 1965) の中で言った、意識の対象としての自我とはこのような意味であって、スーパーエゴにとっては、エゴ＝自我自身が認知の対象になっているわけだ。このようにして私たちは、「演じる」ことができるようになるわけだ。ただしスーパーエゴが用いる選別過程というのも、やはりカテゴリーやルールを用いたものだから、この点は、エゴの用いる心的操作を踏襲しているといえる。

演じるのは私たち人間だけであると思われる。いやサルもサル回しの役を演じることはできるが、人間は、自分が置かれた状況によって、いろいろな役を常に連綿と演じ続けている。家族の中では子供や親という役を演じ、外に出れば級友や学級委員や課長・部長といった役を演じる。このようにルールを尊重し、「かのように」ふるまうことを、人間は義務づけられ学習しながら成長する。成人の社会でこれを無視して剥き出しのエゴをさらけ出すように要求するのは、戦場のような特殊な状況か、精神的に未発達な人間の闖入の結果かに限られるといってよい。それは成長したヒトにとってふつう、ひどく陰惨な結果をまねく。本章冒頭で述べたとおりだ。

子供のときの剥き出しのエゴ、実存に限りなく近いエゴから、より社会的なスーパーエゴへと移る過渡期というのは、なんとなくくすぐったいもので、私も人並みに思春期を経てきたのでちゃんと覚えがある。そのくすぐったさ、居心地の悪さから、このスーパーエゴの芽生えを「偽善だ」などと感じて、ニヒリズムに陥る人もいるようだ。本当はそんな必要はないのに、自分の親を含めた大人を「ずるい」とか、「大人の世界は汚い」とか感じ、いわゆるホンネではなくタテマエを通用させようとする態度を「偽善」と受けとってしまう。そして「「剥き出しのエゴを通用させる」ことと「正直である」こととを混同し、わざと人を傷つけるような発言をしたりする(何を隠そう私自身がそうであった)。本人は正義を実行しているつもりなのだからタチが悪いのである。そう言えばつい最近の日本でも(二〇〇八年)、「俺が神だ」などと言って人を刺し殺した若者がいたが、同じような精神的未発達が底にあるのかもしれない。そりゃカミュ Albert Camus(1913—1960) の『異邦人』の主人公は不条理に人を殺したがあれは文学的実験だ。日常生活中実存で迫られるとハタ迷惑なのである。

ふつうはこんな思春期の居心地悪さというのは二十代半ばくらいまでには消えて、人は内的に「かのような」生活、つまり人間的な社会生活、をうまく送れるようになるものだ。だが中には三十過ぎてもうまくスーパーエゴを飼い慣らせない人もいて、運悪くそんな人物に思春期に遭遇し影響を受けてしまうと、その人にとっては悲劇的で、ますます青春の悩みに落ちこんでしまうことになる。

スーパーエゴを生涯うまく飼い慣らせなかった人物の最たる例が、現在も根強い人気を誇る小説家の太宰治(1909—1948)だと思う。太宰はとりあえず社会的役割を演じることはできたらしいが、つねにそこに不安や偽善を感じ、エゴとスーパーエゴとの乖離に悩んでいたようだ。実は私も中学から高校にかけてそんな太宰治にはまりこみ、必要以上にスーパーエゴの「偽善性」に苦しんだ。はまりこんだのは自分の責任で、また太宰文学の受け取り方も人それぞれなのだから、責任転嫁するつもりで言っているのではない。ただ『道化の華』の主人公・大庭葉蔵に自己アイデンティファイしたりなどして、無為に苦悩したものだと、ちょっと苦々しく思うだけだ。

ここで公言するが、スーパーエゴの機能、つまりエゴを認知対象としてそのふるまいを場面のように眺めるという機能は、おそらく人間だけがもっている優れた心的能力である。もしこの能力がなかったら、私たちは社会生活を営むことができないばかりか、生活は弱肉強食の壮絶・凄惨なものになるだろう。

自我と人の性格

ところで人には、なかなか変えることができない性格というものもある。右で紹介したような実験では、サルは要求されれば、かんたんに反応のパターンを変えている。だが私生活では、自分の反応のパターンを変えるのはしばしば非常にむずかしい。これはなぜだろうか？

それはおそらく、実験室での作業というのは「無機的・中性的」なものだからだと思う。サルにとって、実験室での行動選択などというのは、報酬のジュースさえもらえれば、それが逆の選択であっても全く何の不都合もないような種類の選択なのだ。サルに限らず私たち人間も、たとえば、「スポーツマンシップに則って正々堂々と戦うことを」

いとも簡単に誓って、しかもその実行が困難でないのは、スポーツのルールというのは、競技者の感情判断の要素が入らない契約的なものだからである。このような状況では、私たちの自我もサルの自我も、行動のパターンを柔軟に変えることができる。ルールが変わればたやすく行動を変化させることができる。この種の行為を「行動の柔軟性 behavioral flexibility」とよぶゆえんである。

ところが私生活で迫られる行動選択の多くはこれとはちょっと違う。そこにはしばしばその人の好き嫌い・価値観といった感情的要素が含まれてくる。そのために私たちは、それ以外の行動選択をなかなかとることができない。周りになんと言われようが、別の選択をするのに苦痛を覚えるのである。特に成人は「頑固」になるから(年老いた動物は新しい芸を覚えないものだから)、ハタからみれば、

「なんであの人は同じ失敗を何度もくり返すのだろう?」

と呆れるようなことをする人がたくさんいる。名前はふせるが、何度浮気されても必ず新しい恋人は浮気するタイプの男を選ぶ女性を私は昔知っていたし、何度教室員に逃げられても必ず新しい教室員を怒鳴り飛ばしてまた逃げられる大学教授を私は知っていた。思春期ころまでに大体できあがるこれら行動上の方法が、その人の性格というものであろう。つまり性格とは、

「その人が用いる刺激—反応の結びつけ方のレパートリーの総体」

と言うことができよう。

性格をもしこのように分析的にとらえると、ときどき見かける「変わった人」とはどういう人かというのも、分析的に叙述できると思う。「変わった人」というのは、「イヌ・ネコ」というカテゴリー分けができない人でもない。そういう人は単に能力がないだけの話だ。「逃げる・近づく」という行動選択ができない人でもない。そういう人は単に能力がないだけの話だ。「変わった人」というのは、この両者の結びつけ方が標準からずれている人のことを言うのである。歩いてくる偉い上司に対して「避ける・近寄る」という行動を選択するくらいならまだ標準の域内だろうが、これがもしも、

「上司が歩いてくるから靴磨きをしよう」

という刺激—反応の結びつけ方をし、毎回上司の靴を磨く人物が仮にいたとしたら、そいつはかなりの変人である。

性格にかかわる実生活上の意志決定には、前頭前野背外側部の活動に加えて、あるプラスアルファの要素が入ってくる。それは前頭前野皮質の中でも、もう少し下方の腹側領域 ventral area、とくに眼窩前頭皮質 orbitofrontal cortex とよばれる領域の活動ではないかと考えられている。アントニオ・ダマジオが『デカルトの誤り』（邦題『生存する脳』、講談社、二〇〇〇）という有名な著作で示唆した通り、前頭前野の腹側領域の活動は、刺激に対してその生体が付与する生物学的嫌悪や価値といった要素に強くかかわると考えられる。また、オックスフォード大実験心理学科のエドムンド・

ロールズEdmund Rollsが指摘したように、この領域の細胞は、「食べ物の味が生体にとって持つ意味」にも反応するという(Rolls, 2000)。ものの味の感覚というのは、非常に原始的な感情に結びついているものである(第三章「すべての記憶は消去できる」の項参照)。

おそらく、日常生活で何かの判断に迫られた時、私たちは意識せずに、直面した刺激や選択しようとしている行動パターンが含む感情的な意味を考慮に入れている。そのようにして、最終的な行動出力を決定しているものと思われる。その際、まだよくわかっていないネットワーク経路と、そこでの細胞・シナプスレベルでの過程をへて、前頭前野背外側部と腹側領域の活動が比較あるいは競合され、最終的な運動野からの出力を決定するのであろう。

性格を変えるのはむずかしい。「正々堂々とルールに則って」戦っていたはずのスポーツ選手も、感情的に刺激されるとつい地が出てしまう。二〇〇六年サッカー・ワールドカップの決勝で、フランスの主将ジダンZidaneは、相手チーム・イタリアの選手に突然頭突きをくらわした。イタリア人選手は攪乱のため、ジダンに向かって彼の家族を侮辱したのである。ジダンは退場し結局フランスは敗れたが、この事件のためジダンのフランスでの名声は不動不朽のものとなった(「ジダンの頭突き」)。……度合はもっと低いとはいえ、私たちも実生活で似たような行動判断を連綿と迫られている。「怒りっぽい人」「ずるい人」「引っこみ思案な人」……。みずからの過去の記憶に左右され、時には分かっていながら変えられないのが性格というものである。

自我の物理化学的基礎

では最後に、

「私たちの自我の機能を受け持っているという前頭前野皮質の中では、いったいどのような物理化学的な変化が起きているのか」

という点について簡単に述べ、第四章の締めくくりとしたい。これは私自身の研究テーマでもある。そのため話がまた少し専門的になるが、なるべくかんたんに説明するので読んでみてほしい。

①シナプス変化とネットワーク形成

機械としてみれば、前頭前野皮質の細胞も、ほかのすべての脳部位の細胞と同じく、発火頻度を上げることとで重要な情報を他の細胞や他の領域へ伝えている。ではその伝え方のパターンが整うまでにはどのような物質的過程がかかわっているのか？　これについて私たちは次のように考えている。

「そこでは、ニューロンとニューロンとの連絡部シナプスの、その連結度が変化することで、ネットワークの形成や維持がおこなわれ、その結果、「自我」の形成や変遷が生じているのであろう」

ではさらに、そのネットワークの形成・変遷過程の物質的条件とは何だろうか？　現段階で私たちが考えているのは次のようなストーリーである。

「進化的にみて最も新しい脳部位である前頭前野領域は、ヒトで一〇代の思春期から二十代初めころまで発達を続けていると考えられる。若い時期に生体が戸惑いながらも選択した「刺激—反応の結びつけ方」は、前頭前野のシナプス内部で、シナプスの伝達効率を高い状態に維持しておくための、安定した物理化学的変化として擦りこまれる。こうしてそのネットワーク構造を決定し、その生体のその後の行動を左右するようになる。この際の物理化学的変化には、遺伝子の働き方の変化や、その結果作られてくる酵素の量的質的変化（たとえば細胞外シグナル制御キナーゼの変化）、またシナプスのサイズや形の変化などが含まれる」

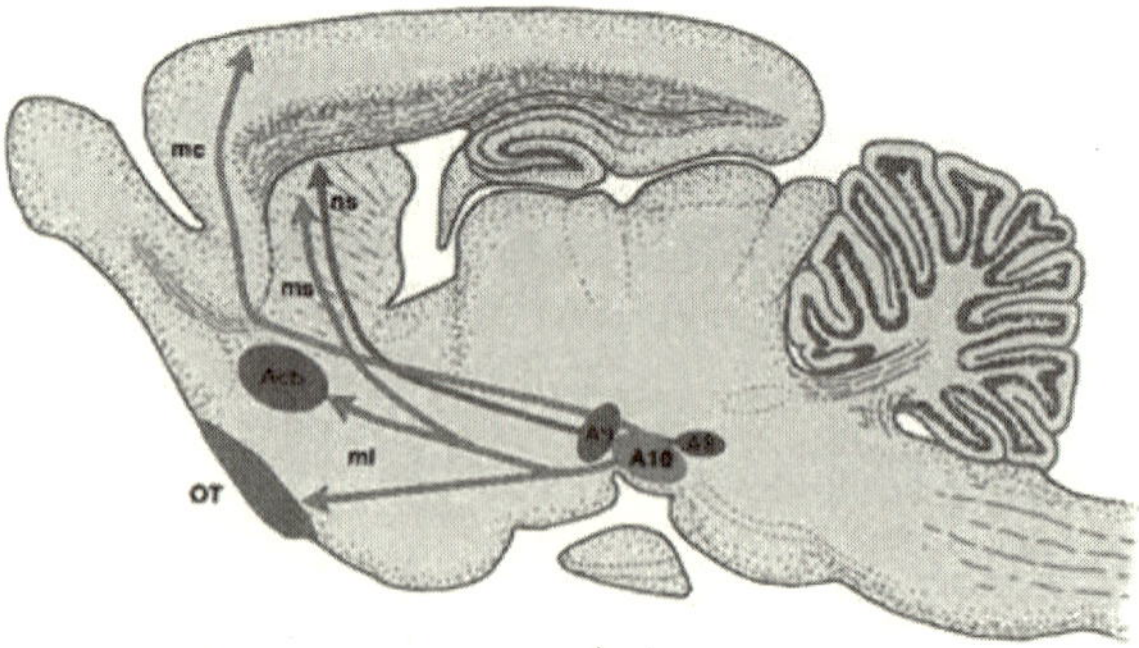

図 9　ラット脳内のドーパミン作動性ニューロンの局在と、それらニューロンの軸策が脳前部へと投射する様子の模式図。von Bohlem und Halback and Dermietzel(2006) より許可をえて転載。

そしてこの過程で非常に大切な役割を果たしているものの一つが、ドーパミンという物質である。

②ドーパミンの役割

ドーパミンは脳の中層部にあるいくつかの小さな核で合成され、軸策をつうじて前頭前野部へ運ばれて、そこで効果を発揮する（図９）。このドーパミンの存在は、シナプスの連結度を変化させ、ネットワークをうまくかたち作るために絶対に必要であるらしい。

前頭前野のドーパミンの濃度は思春期くらいをピークに増え続け、あとは減少していくという報告がある (Finlay, 2001; Weickert et al., 2007)。だからとくに発達過程で、私たちが社会生活に接し、意志をもって積極的に何かにアプローチしていく時、ドーパミンを合成するニューロンの活動が上昇して前頭前野皮質内にドーパミンが放出される。そしてそこでシナプスの連結度を高めるのを助けるのにちがいない (Goto et al., 2007; Kolomiets et al., 2008)。

ここで大切なのは、ドーパミンの量は多すぎても少なすぎてもいけないということだ。前頭前野皮質に存在するドーパミンが多すぎたり少なすぎたりすると、高まるはずのシナプス伝達は高まらず、ひどい場合には低下さえしてしまうことがわかった (Kolomiets et al., 2008)。こうなるとニューロンのネットワーク構造がうまく作られてこない。だからその人は行動選択のパターンをうまく形成することができなくなる。性格もふつうの人とはちがう不自然なものになるだろう。そして、行動選択のパターンが不足しているのであるから、その人はワーキングメモリー能の低下もみせるはずである。

③ストレスや統合失調症との関係

では前頭前野皮質のドーパミンが増えすぎたり減りすぎたりするのはどういう場合だろうか？第一にストレスがよくない。怖ろしい体験などの強いストレスは、ドーパミンの大量放出を前頭前野皮質内で起こす。ほかにもノルアドレナリンの大量放出なども起こすが、急性のストレスによって起こる認知障害の少なくとも一部は、ドーパミンの異常な増加によるものだろう。また、長く続く慢性的な強いストレスの負荷はもっとよくない。この場合は、一度増えたドーパミンの量は、反対に減ったままもどらなくなる。たとえばラットを、動けないように固定して数時間おくという処置を一日一度、二週間ほど続けると、前頭前野のドーパミンの量は減ったままになる。そのラットはうつ状態に陥り、認知能力も落ちる。人の生活でこれほど悲惨なストレスが加わるのは、イラクで起きた人質事件のような異常事態であろう。しかしたとえば、職場で何ヶ月にも渡ってじりじりと執拗なプレッシャーをかけられたりすれば、これに近い状態は起こりうるだろう。ときどき自殺者が出るのはその証拠だろう。また思春期というのは誰でも悩み多い時期だが、この時期に慢性的なストレスがかかって、適度なドーパミンが前頭前野皮質へ行き渡らない状態ができるのは、その人の自我の発達にとって非常によくないことだ。

第二は、一部の精神疾患や薬物依存である。たとえば統合失調症 schizophrenia の患者の前頭前野では、ドーパミンの量が健常人より少ないという報告がある (Lewis and Gonzalez-Burgos, 2006)。統合失調症の認知症状 cognitive symptom というのは、子供の頃からその兆しは見受けられるというが、とくに発達過程の思春期にドーパミンが前頭前野皮質へ十分に行き渡らないことによって、ネットワーク構造の不全が顕著に起きるのではないか、そして認知症状のいちじるしい発生にいたるのではないか。そう私たちは考えている。

またアメリカなどで出回っている「エンジェルダスト Angel dust」と「スペシャルK Special K」というストリート名のドラッグは、ドーパミンの脳内濃度に大きな影響をおよぼす。これらのドラッグは専門名をそれぞれ、フェンサイクリダイン phencyclidine (PCP) とケタミン ketamine といって、ある種のグルタミン酸性受容体の非競合的拮抗薬だが、これらを用いると、統合失調症の症状と区別がつかない、幻覚などの陽性様症状と、認知症状を起こす。初めて用いた場合には、急性ストレスの場合のように、ドーパミンの大量放出が前頭前野皮質内で起こるが、常習すると、慢性ストレスの場合のように、前頭前野皮質のドーパミンは減ったままになってもどらなくなる。そしてこのようなドラッグ常習者がみせる認知能力の低下は、統合失調症に酷似している。たぶん、ドーパミン濃度の異常によってネットワークはうまく機能しなくなり、その形も壊れるのであろう。エンジェルダストなどには手を染めないことをおすすめする。

もう一つ、最近社会の注目を集めているのに注意欠陥多動性障害 attention deficit hyperactivity disorder(ADHD) がある。この疾患にも、前頭前野皮質のドーパミンを介した活動の低下が関係していると考えられている。右で述べたようにドーパミンは、シナプスを介したニューロン・ネットワークの育成に重要な物質だが、この長期的な効果のほかに、ドーパミンは、今現在の注意力を高めるという短期的な効果も持っている。これは、身の回りの狭い範囲に注意をこらして、当面の作業に集中させるという効果である。ＡＤＨＤの子供はこの機能にとくに欠陥があると考えられるわけだ。発症には遺伝的な要素が大きいようだが、まだよくわかっていない。対症療法として、脳内のドーパミンの活動量をあげるアンフェタミンなどの覚醒剤は、確かに効くというのだが、薬物依存の問題が出てくるので（依存症になったという報告はまだないようではあるが）、べつの治療法の開発が待たれるところだ。

④ドーパミンと快

ところでドーパミンを「脳内快楽物質」のように言って、

「これが脳の中で出ると快楽をえられる」

というような短絡的考えが一部にあり、「トンデモ本」のタネになってもいるようだ。私もその真意を人から訊ねられたことがある。そこでこの場を借りて断っておくが、これは不正確な宣伝にすぎない。たしかに一九五〇年代にオールズ Olds たちによって、脳の自己電気刺激が強い快を生むらしいということが発見された時、快の原因はドーパミンの放出であろうと推測された。その結果、

「ドーパミン＝快感」

という単純な図式も一部に広まったようだ。しかし前著でも言及したことだが（大谷、二〇〇〇）、ドーパミンがかかわっている「快」というのは、いわゆる肉体的「快楽・快感」ではない。実はそんなにわかりやすいものではなく、ひと言でいいあらわすのがむずかしい、しかし生物の在り方の根源にかかわるような「快」なのである。

ちょっと考えてみてほしい。

「注意。志向。意志的動作」

これらに共通するものとは何だろうか？

実はこれらに共通する何ものかが、おそらくドーパミンが媒介しているものなのである。たとえばコンピューターゲームでも何でもいい、あなたが好きなことをこれからしようとしている時の、その心の状態を想像してみてほしい。多分あなたは、そのものやその場所へ注意を向け、期待をしながら、それやそこへ向かってアプローチしてゆくであろう。この時の、心と動きのいっしょになったような状態、そこだけ時間が膠着し、まとまってしまったような状態、このけっして悪い気がし

「ドーパミンの放出は、時間感覚にまとまりを持たせ、主観的な時間経過を速める(Meck, 1996)」といえる。これは確かに一種の「快感」だ。だがそれは直接的な肉体的快感——たとえば性的快感——とは異なった種類のものである。

第五章　脳科学のアヴァンギャルド
――未来に向けて――

本章では、ここまでの議論を通してそこからこぼれ落ちてしまったものに注意を向けてみたい。これは唯物経験科学にとってはいわば「落穂拾い」かもしれないが、ウラを返せばそれこそが大問題だとも言える。私たちはこころがあることと、それを可能にする物質的過程が主に脳の中で生じていることの二つについては、疑いをもっていない。では、この両者の関係はどうなっているのか？　そもそも両者には厳密な意味で「関係」といえるようなものがあるのか？　世界は一元論的なのか二元論的なのか？　これらの問は、私が今の仕事を選ぶ理由となった問である。多くの読者の方々もきっと同じ疑問を抱いているものと信じる。……私は脳神経生物科学研究を職業として今日に至ったが、右の問についてもう少し総合的に考えるため、及ばずながらもできる範囲で、関連領域にも目を向けてきたつもりだ。大学の哲学専門家K氏に話を聞いたこともある（その結果、哲学と生物科学との間のギャップを再確認することになったのだが）。そこで本章では、現段階で私に言えるかぎりの総合的な考えを述べてみたいと思う。それは「私にとっての脳科学のアヴァンギャルド＝前衛」なのだが、人の立場はまあそれぞれであるから……。

ノーベル賞学者ワトソンとエックルズ

現代社会で一番有名な賞といったら何といってもノーベル賞だ。これをもらうとその人は学界からも世間からも文句なく一目おかれることになり、絶大な社会的名声を得る。しかしその反面、少々行き過ぎを犯す人も出てくるようである。つい最近も、ＤＮＡの二重螺旋構造発見者の一人として名高いジェームズ・ワトソン James Watson(1928—)が、新刊出版記念の講演旅行のため訪れたイギリスで、タイムズ紙のインタビューに答え、こんなことを言った（*Nature*, **449**, p960, 2007 による。大谷訳）。

「アフリカの将来については本質的に暗澹たる気持ち。というのは、私たちの社会政策はすべて、彼らが私たちと同じ知的レベルにあるという前提に立って行なわれているわけですが、すべてのテストは「それは実は違うのではないか」といっているからです」

大顰蹙を買ったワトソンは講演をすべてキャンセルしアメリカへ逃げ帰った。その後平謝りに謝ったが、著名ノーベル賞学者のこの発言の重大さは、政治家の「失言」の比ではなく、ワトソンはただちにコールドスプリングハーバー研究所・生物科学ワトソン校 Watson School of Biological Sciences 校長の職務を剥奪された。「ネイチャー」の編集部からもこっぴどい批判を受けた（*Nature*, **449**, p948, 2007）。しかしワトソンはこれまでにも、ヒトの育種政策を肯定するような、愚かでグロテスクな発言をくり返し行なってきており（例「遺伝子操作でつくられた美人であふれた世界を見てみたい」）、謝罪はたんなる方便で、本当はまったく懲りていないのであろう。人の性格とは変わらないものだ。

ノーベル賞を受賞したからといって、その人物が一般知性において他人より優れているという保証はない。現代科学は各分野の内部でさらに高度な細分化が進んでおり、ノーベル賞級の仕事を完遂するためには、才能のほかに、視野を集中させ、研究室で専門的作業に持続的に取り組むという過程が要求される。その上、最高級の仕事にはふつう設備費・人件費など多くのお金がかかるから、集金・政治などという、ヒューマニズムには必ずしも則らない領域の活動も必要になる。例外は常にあるとしても（たとえば湯川秀樹 1907―1981）、このような営為を若いうちから何十年も続けてきた人物が、ある日突然、社会一般について人智に富んだ意見を披露できると考えるほうが、期待過剰なのではないだろうか。

まあ、あまり言うと、受賞の見込みがない者のひがみと取られるかもしれないからやめておこう。とにかくノーベル賞受賞者には、専門分野を越えた一般的な発言をする機会が社会的に与えられる。

発言をどこまで一般化してしまうかは人による。

さてここに、ワトソンとは対照的に、専門分野の近傍にとどまり、かなりの程度「問題」の核心をついたノーベル賞学者に、ジョン・エックルズ John Eccles (1903—1997) がいた。オーストラリア生まれのエックルズは、私の母校オタゴ大学の教授をしていた時期もあるというが、一九六三年に脊髄シナプス回路の研究でノーベル医学生理学賞を受賞したあとは、アメリカで研究し、晩年はスイスに移住した。そしてそこで心身問題 mind-body problem についての著作を多くあらわした。この領域での主著は *Evolution of the Brain* である (Eccles, 1989、邦題『脳の進化』東京大学出版会)。

この本の中でエックルズは、

「こころと身体——あるいは物質——との関係は何か」

という大問題に、彼なりの回答を与えている。彼の考えは非常に明確な心身二元論で、これに賛同する科学者は少ない。だがエックルズの思索は、ノーベル賞の受賞による助力をひとまず置いても、問題の確認にとどまらずにそれへの回答を、彼なりに真摯に与えようとしたという点できわだっている。そこで以下に、まずエックルズの考えの大筋を紹介し、最終章のひきがねとすることにしよう。

エックルズの心身二元論

エックルズは科学哲学者として名高いカール・ポパー Karl Popper (1902―1994) とともに、私たちが存在するこの世界をまず三つに分けた。それは、

「第一世界・第二世界・第三世界」

の三つである。第一世界は物質世界で、第二世界は知覚と精神の世界。その上の第三世界は、これも精神世界なのだが、人間特有の文化や理論の世界だという (Eccles, 1989, p73)。脳は物質であるから第一世界に属する。しかし脳を破壊すれば私たちのこの知覚や精神はなくなるから（注27）、物質である脳はなんらかの方法で、物質ではない第二世界の住人と連絡をとり (p184)、知覚や精神を発揮させているはずである。

（注27）脳の正常な物質的活動が知覚や精神に必要であるということを、私は数年前全身麻酔による手術を受けたあと、確信した。手術室で「大きく息を吸いこんでください」と言われ有機麻酔薬を吸った瞬間から、「ムッシュウ、手術は終わりましたよ」という声を聞く瞬間までの時間経過は「ゼロ」であった。その間世界は存続していたに違いないのだが、私の意識は「無」であった。意識は身体を離れて存在することはないと思う。

これら物質と精神世界はどのようにして連結 liason しているのか?

エックルズは、連結のぬしは、彼が「サイコン psychon」と名づけた心的単位 mental unit であると言う。これはなにか粒子様の存在で（図10）、それが脳――とくに大脳皮質の補足運動野

supplementary motor cortex――のニューロンに働きかけるのだという。サイコンには種類があって（図では黒四角、白四角、黒丸で表わされている）、別種のサイコンは別種の心的過程を担当している。つまり精神世界の要素サイコンのいろいろな種類が、補足運動野ニューロンのいろいろな集合に働きかけることで、それらニューロンの軸索末端から神経伝達物質を放出させ、その結果私たちのいろいろな心的過程や行動が引き起こされるのである。

エックルズは敬虔なキリスト教信者だったそうで、彼にとっては精神世界と物質世界とは、たぶんアプリオリに、明確に分かれたものだったのである。

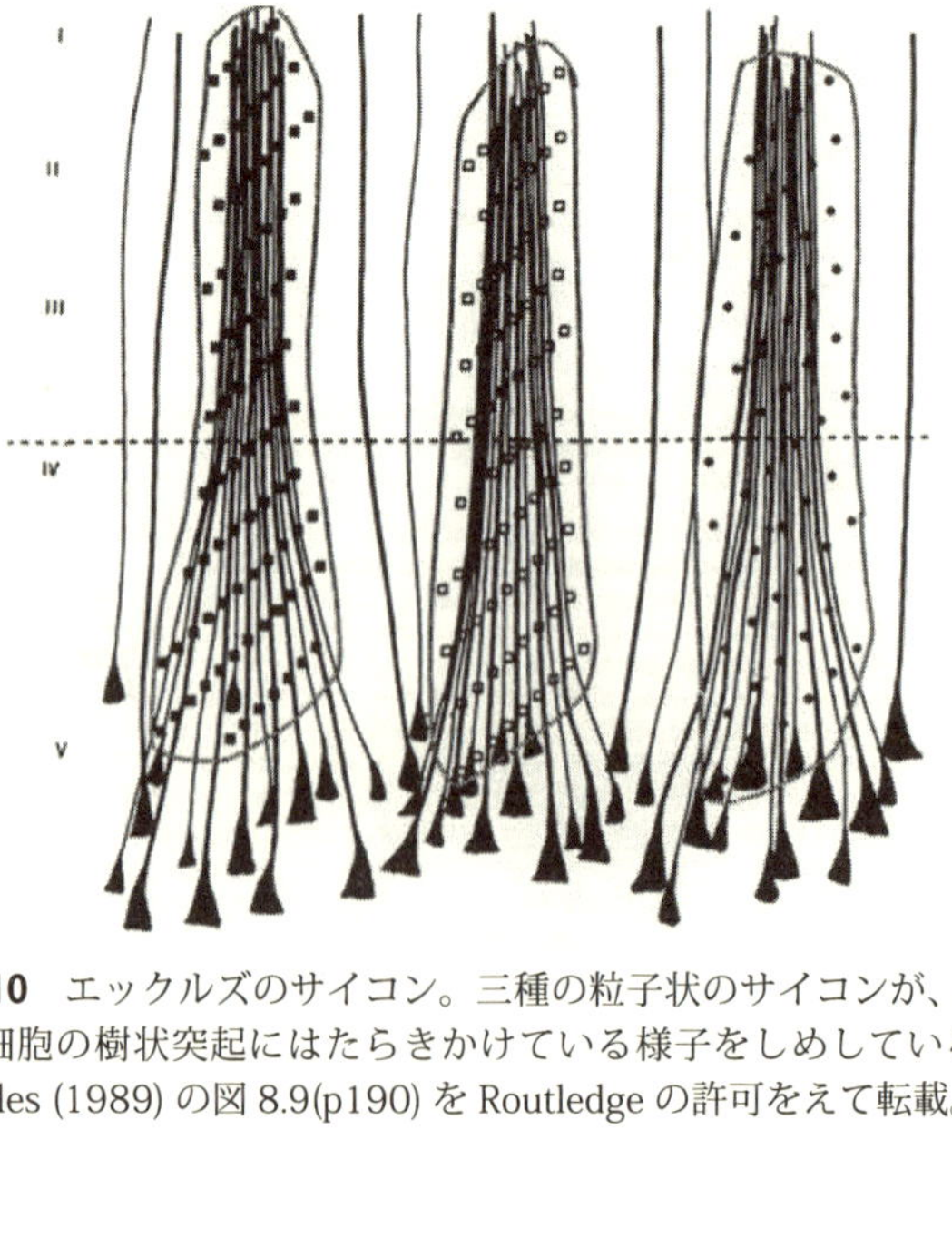

図 10 エックルズのサイコン。三種の粒子状のサイコンが、錐体細胞の樹状突起にはたらきかけている様子をしめしている。Eccles (1989) の図 8.9(p190) を Routledge の許可をえて転載。

エックルズのこの考えについて、読者の方々はどのような感想を持つだろうか？

「えーっ、そんなこと信じられない」

「どうしてそんなことがわかるの？」

というところではないかと思うが、いかがだろうか。中には、

「科学者のくせしてそんなこと信じているのかよ」

とあきれる人もいるかもしれない。だがその一方で、最近の日本では新興宗教がはやっているようだから、こんな「精神世界」の存在を素直に受け入れてしまう人も多いのかもしれない。

私自身はというと、このどちらのスタンスも採らない。「精神世界」のような別個の次元は信じていないが、だからといってべつに「精神・こころ」の存在を信じていないわけでもない。信じないためには私はその存在を明白に感じすぎる。しかし、かといって、「精神・対・物質」というエックルズ型二元論者でも私はないのである。

「まだるっこいな。はっきり言えよ」

そうおっしゃられても困る。学校の試験でもあるまいし、百字や二百字で述べられるような簡単な話だったら、何もこれまでウジウジと悩んではこなかっただろう。しかし「どうしても」とおっしゃるのなら、とりあえず次のように言っておきたい。

「精神やこころを、粒子のような「空間限定的」な何ものかに対応させせようとするかぎり、この

問題には答えはみつからないのではないか」

そして、

「考えのヒントはベルクソンの思索の中にあるのではないか」

と。

粒子は「心的」でありうるか

さてここからしばらくは、いわゆる「小むずかしい」議論になるが、できるだけ平易な言葉で言い表すので勘弁してほしい……いやそもそも私は哲学専門家ではないので、難解な哲学用語など使いこなせない。しかし「いい加減なこと」を言っているつもりはさらさらない。

エックルズが心の中でどんなイメージを抱いていたにせよ、右のモデルは、その表現されたものをみるかぎり、結局のところ自家撞着に陥っていると言わざるをえないと思う。なぜなら、「サイコンPaは心的単位Uaに相当する。これがあるニューロン集合にはたらきかけ、心的過程Maを起こす」

そう説明されたところで、私なら次のように聞き返すだろうからだ。

「ではその粒子サイコンPaはどのようにして心的単位Uaでありうるのか。粒子の中にどのようにしてこころが納まっているのか」

私にとってはこうして、そもそもの最初の疑問に立ちかえることになるだけだ。というのは、私たちのそもそもの疑問とは、次のようなものだったはずだ。

「脳という物質、そしてその内部の、ニューロンや神経伝達物質や蛋白キナーゼという物質が、どのようにしてこのこころという「感じ」を生むのか。どのようにして、辺縁系・視床下部内部のニューロンの発火や分泌が、悲しい・うれしいという感じを生みだすのか」

だから私に言わせれば、粒子サイコンが天から降臨してきても、なんの解決にもならないのである。それではただ神経伝達物質という粒子がサイコンに取って替わられただけで、問題の解決には一向になっていないのだ。宗教的に精神世界を信じていたエックルズにとっては、それで十分だったのかもしれない。しかし日本に生まれ育ち、超越的価値を信じない無宗教の私には、精神やこころを異次元的なものととらえる習慣はない。それは、

「ここにあるもの」

でしかないのである。だからエックルズ型の説明では、こころと物質は水と油のように並立・並存してしまい、どこまで行っても平行線をたどることになってしまうのである。

問題を整理する

だがエックルズ型の説明は平易明瞭であるがゆえに、私たちが一般に陥っているかもしれない誤

解を、いわばカリカチュア（戯画）として示していると思う。その誤解とは何か。以下に説明する。

私たちはさまざまな種類のこころの状態の発生を、さまざまな脳部位のその内部で起こる物質的過程に対応させようとする。もちろんある脳部位はほかの脳部位とつながっているから、全体としてはネットワーク状の三次元構造物となろう。けれどもそれはあくまで「脳の内部」に存在する構造物である。この構造物のいろいろな型といろいろな活動の具合が、それぞれ、いろいろなこころの状態を生みだす原因として、それらのこころの状態に対応させられる。ところが私はここの所、脳内部のモノの状態がこころの状態を発生させる原因であるという所に、誤解がひそんでいるかもしれないと思う。エックルズは「脳内部のネットワーク状構造物」などという小むずかしいことさえも言わずに、単刀直入に、

「粒子がこころの状態を起こす原因である」

と言ったからより分かりやすく、カリカチュアになっているわけだ。

私は次のように馬鹿正直に問い直してみたいと思ったのである。

「いったい、目の前の、ある空間を区切って占拠している物質的構造物（つまり脳）は、それのみでこころを生み出しているのだろうか？」

誤解を避けるために急いでまた断っておく。注27でも明言したように、私は脳を離れてこころが存在するとは信じていない。いわゆる「神秘的」なものを私は一切信じない。もし私の脳が消えれば私のこころも消える。しかしながら、

「したがって、脳が私のこころを生み出している」

と考え進んでいくのは、唯一の解決策ではないかもしれない。というのは、そうした時点で私たちは、こころが発生してくる場と原因をある構造の「内部」に帰したことになるわけで（こころは生み「出される」のだから）、私たちの注意は内側に向いていることになる。そのために次にどうしても私たちがしたくなるのは、構造の中をのぞいて、「原因」を同定すべく内部をさらに空間的に分けていくという作業だからだ。つまり必然的に、脳はその小部分へと分けられ、小部分はそのまた小部分へと分けられていく。実はそれはまさに Science 原義（「切り分けること」とされる）に忠実な営為なのだが、また同時にこの場合は「人情」というものでもあろう。こうして、どんどん調べるターゲットはミクロ化してゆき、私たちはついに酵素や遺伝子を取り出すことになる。ところがそうしてみても、そこにはこころの原因はやはり見当たらない。私たちは当惑し、また全体としてのネットワークや脳へと舞いもどっていく……、そういうことを繰り返さざるをえなくなっているのではないか？

なるほど職業的研究者としてはそれでよい。脳「内部」を調べるのが私たちの役目だ。しかし至

らないながらも視野を少し広げ、周辺領域をあさった者としては、次のように自問したくなるのを避けられない。

「しかしなぜ私たちは、こころを考える時、脳の外にまではけっして出ようとしないのか？　脳内部に向かわず、脳外部に向かってはどうだろうか？」

もし、頭骸骨内部の物質の物理化学的活動にこころを生みだす力があると仮定するのであれば、その物質と物理化学的に連続している頭骸骨の外側の物質——つまり脊髄や抹消感覚器官など——の物理化学的活動にこころを生みだす力がないと仮定する、確固たる理由はない。少なくとも唯物経験科学の論理にはないと思う。だってどちらも同じ物質であろう。もしこの提言に反対しながら、しかも自己を唯物論者であると言う人がいたなら（少なからぬ数の研究者がそうではないかと私は疑うのだが）、おそらくその人は知らないうちに、物理化学によって定義された言語体系（論理）を使用しながら、しかも同時に「脳」だけをなぜか特別視するという、精気論的な矛盾に陥っている。こちらのほうがよっぽど神秘的だ。なぜなら唯物経験科学の論理・語彙では、脳と、脊髄・抹消神経は同等 homologous な物質で、一方だけにこころを宿らせる理由はないようだからだ。しかもこれらは物理化学的に連続さえしているのだ。

私たちが、いわゆる心身問題で迷路に入ってしまったような感じに陥る時というのは、右のように、感覚の起源をある特定空間内を占拠する特定の物質に帰そうとした時にほかならない。私たちはそんな時、実は二つの相反する原則を使ってしまっていると思う。つまり、二つの物質は物理化学的に同等なのに、機能的にはなぜか非同等である、という二つの原則である（注28）。

（注28）このような混同をせずに、あくまで「物質 matter」に備わった性質だけから、（こころの起源と思われる）生命 life を導くことができるのかという内容のエッセーが、「ネイチャー」に掲載されているので、興味ある方は参照していただきたい（Brooks, 2001）。ＭＩＴの人工知能研究専門家によって書かれたこのエッセーを読んで分かることは、現代科学の範疇では物質と生命との関係については何も分かっていないということである。

第一章から第四章までの議論の中で、私はときどき、「この問題は最終章のお楽しみとして取っておこう」などと言って、回答をさし控えたことがあったが、そんな箇所を振り返ってみると、このことはもっとよくわかると思う。

たとえば第二章で私は、もしもロボット腕が外界の刺激を脳に伝えて感覚を起こすことができるようになると、「身体と物体の境界はどこか？　感覚の発生場はどこか？」という問いが浮かびあがってくると書いた（九九ページ）。つまり、もしも脳内のニューロンの活動が感覚を起こす原因であるなら、その活動を起こす原因であるロボット腕の活動も、同じ権利において、やはり感覚の原因でなければならなくなる。「いや感じるのは脳だ」と言ったところで、脳の内部にだっていろいろな構造があるのだから、ある下位の脳構造の活動は、やっぱり感覚の原因なのである。もしこのようにどんどん地理的につきつめて行くと、そのうち「原因」は出力系を伝って脳の外へ出ていってしまうだろう。つまり、ある感覚の発生因を、ある空間限定的な一構造にだけ帰することは、唯物経験科学の論理・言語体系による限りは、できないのではないか、とそう思ったわけだ（注29）。

（注29）現象としての感覚を、脳のような空間限定的な「モノ」にだけ帰するのが困難なのは、もう少し「下等」な動物を客観的に眺める立場を取ると、もっとよくわかるかもしれない。たとえば床の上をイモムシが這っているのを私が見ているとする。イモムシは体節を波打たせながら移動している。そこに突然障害物が現われると、イモムシはそれを察知し、不審気味に進行方向を変える。この一連の反応を科学的に記述すると、次のような「反応回路」となるだろう。「障害物の物理的接触→求心性抹消神経の物理化学的興奮→中枢神経節の物理化学的興奮→遠心性抹消神経の物理化学的興奮→筋肉組織の物理化学的興奮→物理的方向転換」……重要なことは、この反応回路の活動というのは、回路内の要素同士においても、回路内外の要素同士においても、連続したものだということだ。ではこの場合、イモムシの感覚はいったい「どこ」にあるといえるのか？　それはイモムシの行動に直接関与していないあの庭の樹の中にはないかもしれない。だがだからといって、「イモムシの中枢神経節の中にある」と言うことができるのか？　「どこ」にあるのか無理に言えというのなら、時間と空間にまたがって起きた「できごと」の中にある、としか言えないのではないのか？

いくつかの解決策

ここまで来た私には、いくつかの解決策の選択が残されたのである。

解決策一　唯物経験科学の原則を無視する。そしてとりあえず、脳という頭骸骨内部の物質を特別視しつづけることにする。つまり開き直ることとし、なぜ脳だけが特別なのかは、後世の判断にまかせる。

解決策二　物質と精神の関係などという問題を放棄する。そして唯心論を採用する。つまりバークリーのように、こころ・感覚・精神だけからこの世界は成っていると考える。結局のところそれが私たちの知っていることなのだから、そう結論すれば気はラクになり、安心して余生を送れる。

解決策三　脳という頭骸骨内部の物質を特別視するのをやめる。そしてとりあえず、物質をすべて同等に扱ってみることにする。脳はこころや感覚の発生に必要であるという点は経験的に動かさないが、機能を限定的な空間内占拠物に帰するのはやめることとする。

過去二十年以上を振りかえると、考える一般人としての私は、まず周囲にならって解決策一から出発し、解決策二の文献を通して学び（しかしそれを採用はせず）、現在のところは解決策三へ近づいているといえる。前著『みちくさ生物哲学』（二〇〇〇）は、解決策二の文献を参照し終え、さてどうしようかな、とまだ迷っている段階の産物であった。

ただ断っておくと、職業的神経生物科学研究者としての私は、今でも解決策一を採用している。

これにはそれが私の職業であるという理由のほかに、次のような重要な理由がある。「その方法が実用社会 pragmatic society の福祉のための最短距離だからだ」というのがそれである。カッコつけるわけではなくて、本当にそう思っている。というのは、こころや感覚の条件について知ろうとする場合や、こころや感覚の異常状態を改善しようとする場合には、脳内部の物質的過程について調べるのがもっとも手っ取り早い手段の一つであるのは、否めないからだ。脳内部の状態が変わると、私たちのこころや感覚の状態が激しく変わるのは、疑いがない(注30)。これは、脳が感覚の「発生源」であっても、感覚発生の「重要中継点」であっても、かわりはない。

(注30)このことをもって「こころは脳の産物であると言ってさしつかえない」という意見もあり、私はこの意見を尊重するのにやぶさかではない。私たちが感じるままの、このこころのあり方に対して、決定的影響力をもつ脳の状態が、そのこころのあり方を生み出しているといえる、それで回答は与えられている、という意見であり、これは有効な科学的妥協策である。ただ抹消神経器官や脊髄の状態も、こころにはかなり強い影響を与えるのも科学的事実である。

ベルクソンはかつて、自然科学は「ものにたいする私たちの影響力を増すこと」を目的にすると規定したが(ベルクソン、一九七九、三八五ページ)、これこそが、私たちの実用科学研究の実情に対応するものだ。結局のところ、脳内部の物質的過程をこころの状態に対応させるという認知神経科学の営みは、こころそのものの理解を助けるためというよりも、むしろ、それをもってこころに物質的な仕方で介入することを助けるために、絶大な効力を発揮するからだ。

「俺にとってはそれがこころそのものの理解なのである」

と、そうおっしゃる方がいた場合は、私はその意見を尊重する。ただ私はその一人ではないだけだ。

感覚が脳の外へ出てしまう

確認すると、唯物経験科学の考えでは、物質はすべて質的に同等であることになっているようだ。つまりそこには、優劣とか美醜とか良悪とかいう意味的・価値的・イデア的違いは、想定されていないようだ。また唯物経験科学では、定義上、あるモノとあるモノとはいわゆる「物理化学的因果系列」でつながっており、それ以外のつながり方はできないようだ（第一章で出てきた「量子のもつれ」は、私には理解不可能なのでひとまずおく）。

では、右の「解決策三」のように、これらの原則を馬鹿正直に遵守することとし、

「さて感覚の発生因は？」

と見回してみよう。するとまずいことに、発生因は脳の内部にとどまらないばかりか、眼や手足といった抹消感覚運動器官をへて、からだの外へさえも延び出ていってしまう。なぜなら、からだの外にあって抹消感覚運動器官に対して働きかける物質、また、抹消感覚運動器官がそれに対して働

きかける物質は、からだという物質と同等で、物理化学的な仕方でからだとつながっているからである。これをもう少し流布しやすい表現でいうと、

「身体と環境はつながっており、不断の交流・交信をしている」

とでもなろうか。実はこれと似たことは、第一章で紹介したドイツ・フライブルグの先端領域心理学研究所のワッカーマンたちも述べている。つまり、

「現代科学においては生物とは、彼らを取り巻く物理的環境と、物質・エネルギー・情報の交換を常に行なっている開かれたシステムである……」(Wackermann et al., 2003, p60、大谷訳)

「生体が開かれている」「生体と環境がつながっている」というのは、からだとその外側の物質とを、物理化学の語彙を遵守して、偏見なくあつかって行くと、必然的にたどりつかざるをえない現象学的結論なのだ。第二章で私は、脳の出力延長としての機械の話を書いた。もしも出力としての機械が脳の延長なら、それと同じ意味で、入力としての外的環境も脳の延長であるといえる。

「科学研究者の端くれなのに、そんなこと言っていいのか」

という声も聞こえてくる。だが私はまえに断った(一〇四ページ)。

「方法の数だけ答えはありうる。形而下学と形而上学では適用する方法が違う。つまり現象の、

問題にしている側面が違う」と。

形而下 physical の視点からは、脳内部の物質変化が最重要課題であるのは――右に説明したように、それが一番有効な手段なのであるから――それでよい。ただ私は今自宅の書斎にいるわけだし、少しばかり形而上 meta-physical の視点を取り入れさせてもらっている。

感覚や感じを右のような現象学的文脈で考えると、私たちはそれを「からだ―環境」の中に発生する、一種の「因果的ループ構造」としてとらえなければならなくなると思う。なるほどこの「因果的ループ構造」は、それ自体新しいものではなく、その昔かの大デカルトが有名な反射回路図で示したように（図11）、概念としてはよく知られたものだ。だがデカルトはこれを機械としての身体にあてはめただけだ。彼にとってこころ・精神

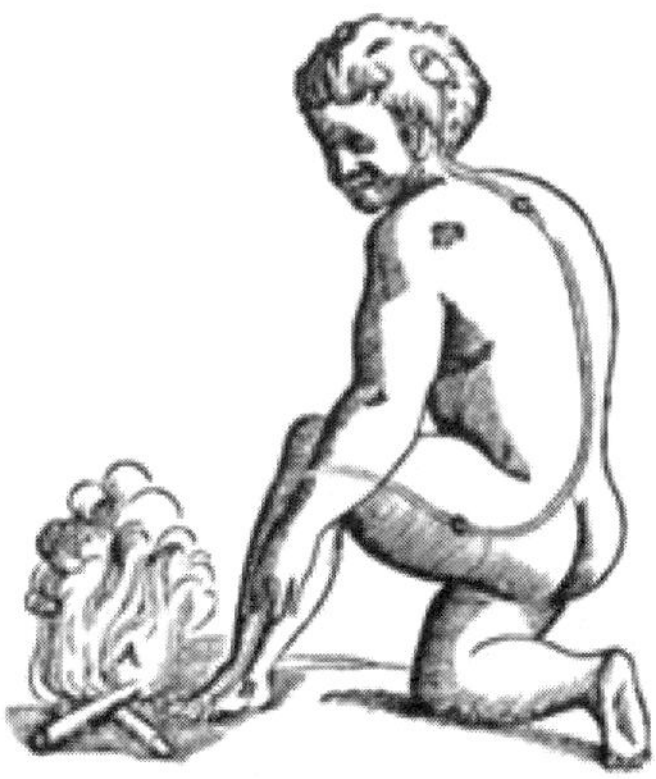

図 11　デカルトが描いた反射回路モデル。感覚情報が足から脊髄へ伝わり、そこで筋肉の反射的収縮を起こす。一方、情報は脳にも伝わって感覚の認知を起こす。

は、エックルズがそうであったように、からだとは別次元の世界の住人だった。

しかし私にはそう考える習慣も理由も義理もない。私が感じるこの「感じ」を、もし私たちが使用する工学的語彙によって言い表すと、

「からだと環境にまたがって発生・存在している」

という言い方を、どうしても取らなければならなくなる、と私は思う。

そしてさらにこの「感じ」は、ある時間範囲内でぱっと発生し、ぱっと消えるという性質のものでもなくなる。私のからだと脳がある限り、連綿と、途切れなく、続いてきて、続いてゆくものであると言わざるをえなくなる。

「意志はどこから来るのか?」

第二章でそう私は問いかけた(一〇〇ページ)。

それへの現象学的答えは、

「意志は環境から来る」

となる。だがそれはけっして、一方通行のベクトルみたいなものが、環境から脳に向かって差しこんでいるというような工学的図式ではない。そうではなくて、その環境は、私のからだがすでに働きかけていた環境だ。そして私のそのからだは、その前にやはり環境からすでに働きかけられていたからだだ。……このようにして連綿と、からだと脳は、それを取り巻く環境の一部として、外界

と交流し、交信し、活動し、活動し続けてゆく。「こころ・感じ」は、現象学的視点では、発生したり消えたりするたぐいのものではない。それはからだと脳がある限り続いてきて、続いてゆくものだ。

先人たちの後尾に付して

お気づきの読者もおられようが、私はべつに孤高を守ってこんな見解にたどりついたわけではない。余暇の時間、雑食動物のように書物を食い散らかしている者だ。感覚・感じを空間内のある物質内部に帰するのを放棄した背景には、ベルクソンとウィトゲンシュタイン、それにわずかだが大森荘蔵（1921―1997）の影響がある。また、連綿と続いてゆく感じというのは、ご存じベルクソンの時間についての議論の影響下の産物である。私はえらい思想家でも何でもないから、このことを謙虚に認めてなんの痛痒も感じない。いや正直に言うと、えらい先人たちの後尾に付していた方が安心できていいや、と思うくらいである。

ベルクソンはこう言った。

「われわれが対象を知覚するのはわれわれの内ではなく対象の内においてである」（ベルクソン、一九九八、一一四ページ）

ベルクソンにとっては、空間の中でお互いに関わりないような顔で、排他的・固定的に存在している「モノ」などというものはなかった（ベルクソン、一九九八、一九九九、二〇〇一）。ベルクソンにとって、対象は、連綿と持続していくところの、主体の感じをそのうちに含んでいる何ものか——イマージュ image——であったからだ。ベルクソンを「唯心論者」という向きもあるようだが、彼の哲学は唯心論ではない。彼はただ、モノとできごとは違う、中心に考えるべきはできごとの方だ、と主張しただけだ。紙に書いた楽譜を指して「これがトルコ行進曲だ」というのは錯覚で、実際に演奏しなければトルコ行進曲は存在しない、と言っただけである。

一方ウィトゲンシュタインはと見ると、期待通りこの鬼才もこんなことを言っている（Wittgenstein, 1969, p49。大谷訳）。

「自分自身に問うてみたまえ。痛みを感じる点を指してみろと言われたら、どこを指すべきか、われわれは一体どのようにして知っているというのか？　これは「紙の上に書いた黒点を指してみろ」と言われた場合の「指す」と、比較できるようなものなのか？」

彼は続ける（同、p50）。

「ユークリッド空間のどの場所に痛みがあるというのか？　この部屋の二つの壁と床から一体どのくらい離れたところに痛みがあるのか？　それをわれわれは知っているというのか？」

ここであらためて、問題を整理したい。

おそらく、「紙の上に書いた黒点を指してみろ」という場合と、「痛みを感じる点を指してみろ」という場合、私たちは別種の言語体系を使っているというべきなのだろう。前者のベルクソンの例でも同じで、彼は科学的語彙を使用して、「対象の内において知覚する」と言っているわけではない。というのは、科学的語彙としての「知覚する perceive/perception」という語は、おそらくアプリオリに、生体内部の変化をすでに指してしまっている。そしてそれはいわば、科学の勝手な事情・約束なのである。ところが私が研究室を出て市井の人となり、胸に手をあて、

「ここにあるこころが痛い」

と言ったとすると、そのとき私はべつに科学の語彙を駆使して、地理的に、座標軸のどこかを指して、「ここにある」と言っているのではない。私はそのとき、ベルクソン―ウィトゲンシュタイン言語を使って「ここにある」と言っているのである。もし無理してこれを科学の語彙（工学的語彙）で言い表そうとすると、痛むこころは、

「からだと環境にまたがって、ある時間内を持続して、ある」

というような、不自然な言い方を取らざるをえなくなるというわけだ。

これらを合わせ考えると、現象としての感覚・感じ、そしてこころを、ある個別的な「モノ」の内部に閉じこめるのは困難、と言うよりも無意味なのではないかと思えてくる。そしてまずいこと

に、私たちがふだん興味を抱いているのは、現象としてのこの感覚・感じ・こころのほうなのであって、脳細胞の物理化学的活動にすでにアプリオリに帰せられた感覚・感じ・こころではない。だから、あるモノ＝脳がこころや感じを生み出すというのは、多くの人にとっては、実のところ何も言っていないことになり、意味がなくなるのではないか。そう思うわけである。

第一章でユングの共時性について触れた時、私は共時性のような考え方も「捨てたもんでもない」と書き、「因果関係で説明できない現象もあるかもしれない」と警告した。現時点で私はまだテレパシーなどを信じず、共時性という現象の有無についても、判断を保留している。だが私が右のように述べた理由は、物理化学を基盤にした因果系列で説明するという営みは、いくつもある社会的約束事の一つなのではないか、と考えるに至ったからである。大森荘蔵（注31）の言葉を借りると、私が山を見ている時、「山がみえている」と言って一向にさしつかえがないということだ。「視覚野の細胞の発火が山という知覚を生んでいる」とすることのほうが、むしろ約束ごとなのだということになる。

（注31）大森荘蔵は、視覚の問題をとりあげて次のような議論をしている（大森、一九九四、十五章。以下はその抜粋）。私が遠くの山を見ているとする。この場合脳が産み出すといわれる「視覚風景」には、山が映っている。山と私の間にかげろうが立つとする。すると視覚風景には変化が生じるから、私の視覚風景はかげろうよりもこちら側にあるといえる。だが同じように、瞼の開閉や水晶体の異変は視覚風景に変化を来たす。だから視覚風景はや

はりこれらのものよりこちら側にあると言えるだろう（つまり視覚風景はふつう水晶体を透かしてみえている）。この操作を視神経軸索、視覚野ニューロンと続けて行くと、通常の視覚風景はやはりこれらの物質を透かして見えているということになる。それでは「視覚風景」は一体どこにあるのか？「見透かし順」に終わりはあるのか？終わりはないのだ。大森荘蔵にとっては、ただ脳を透かして外部の物が見えているだけなのである。見えているものは「知覚像」などではなく「ずばりその物そのもの」なのだという（二三〇ページ）。

ベルクソン時間と記憶

からだと環境にまたがって連綿と起こり続いていく感じ・感覚・こころは、いわゆる「ベルクソン時間」の住人なのである。このものをベルクソンは「持続」と呼び、これこそが本来の時間であると考えた。つまりベルクソンによると、私たちのこの意識の持続こそが時間であるということになる。

と、ここまでは、これまでの議論の成り行きを認めるとすればそれでよいだろうが、ベルクソンはさらに進んで、この意識・持続の本体は「記憶」であるという。そしてまた、それは連綿と続いてきているものなのだから、私たちは自分が経験したことのすべてを忘れずに覚えているはずだという。

これらは本当にそうだろうか？　次にちょっと考えてみたい。

①意識は記憶である

意識が記憶であるという説、「意識イコール記憶説」、これに異議を感じる人も多いかと思う。だが実はこれは正しいのである。べつにベルクソンかぶれしているわけではなくて、本当に私はそう思っている。私は私なりの「汎記憶論者」なのである。第三章を始める前（一〇一ページ）、私は、「記憶なしには私たちは何もすることができない」と書いた。実はこれは言い回しではなくて、そのままの意味で言ったのである。

内省的に考えると、実はこれはすぐに了解できることだと思う。意識（＝内的時間感覚）は、記憶がなければありえない。何かの対象に接した時、私たちがそれを意識するというのは、実はその対象を、自分の持つ記憶に照らし合わせている（refer している）ということだからである。照らし合わせることができないような、完全に新奇な対象なり事象なりを、私たちは意識できない。そんなとき私たちは時間を感じられない。記憶を動員するからこそ、私たちは意識をもち時間をもつことができるのである。

たとえば記憶がなければ私たちは、目の前にある物体を「見る」ことさえできない。これについては、ノーレットランダーシュが次のような明白な例を紹介している（ノーレットランダーシュ、二〇〇二、第十一章）。

Ｓ・Ｂというイギリス人男性は、生後わずか十か月で視力を失い全盲になった。だが幸い五二歳の時、角膜移植手術を受け、ほとんど生まれて初めて視力を持つことができた。ただ彼は、全盲の時でも健常人並みの器用さを示し、さまざまな道具類を使いこなすことができた。その彼がぜひ使いたいと夢見ながら、使ったことがなかったものに旋盤があった。そこでＳ・Ｂ氏を調べていた心理学者たちは、彼をロンドンの科学博物館へ案内し、ガラスケースの中に納められた旋盤を見せた。だがＳ・Ｂ氏は、視力が回復していたにもかかわらず、目の前の旋盤が、

「見えない」

と言ったのである。そこでケースが開けられた。Ｓ・Ｂ氏は目を閉じてしばらく旋盤に触っていたが、やがて目を開けこう言ったという。「さあ、これで触ったから見えるぞ」（三六四ページ）。

つまりＳ・Ｂ氏にとっては、旋盤をそれと見る（＝意識する）ための記憶が、視覚を介しては存在しなかったのである。だから視覚に頼っていては、旋盤を「見る（意識する）」ことができなかったのである。そこで彼は触ることで旋盤を豊富な体性感覚記憶のどこかに位置させ、それを目の前の対象にかさね合わせたのだろう。そうすることで初めて、Ｓ・Ｂ氏は旋盤を視覚刺激として意識することが、どうにかできたのである。

②私たちはすべてのことを覚えているのか

ベルクソンの時間の考えによると、ものごとはすべてつながって起きているので、t_1、t_2、t_3……などという時間単位の加算的つみ重ねは虚構である。それは物体1・物体2・物体3……という視覚空間内の並列的な加算を、あやまって時間に当てはめたものなのである。本当の時間は、いわば芋づる式にズルズルと、過去から現在までをつらぬき、途切れることなく続いてきているものである。

ところで、右で述べたように時間は記憶なのであるから、この考えによれば、私たちは経験したことの記憶をすべて保持していて、けっして忘れないということになる。それはこんなふうであるのかしら（ベルクソン、一九九八、一一一ページ。これは訳文自体でなく訳文を私なりに要約したもの）。

「私たちが一つの単語を発音する場合、あとの半分を発音している時には最初の半分も覚えているにちがいない。最初の半分は、発音され終わったとたんに脳のどこかにしまわれて、意識がそれを取りに行くというわけではあるまい。つまり一つの単語の音の記憶は、分割されえない一つの何かとして、記憶され想起されているのだ。ところで、もし単語の一つがそうであるなら、その単語と音においてもまた意味においても一体になっているその前の単語もそうなのではないか。そうであるとすれば、文章全体もやはりそうであろうし、長い物語もそうであろう。ところで私の生涯というのは、私の意識が覚醒して以来、不可分に続けられている長い物語のようなものだ」

こうしてその長い物語を、私たちは覚えているのだという。ちなみにベルクソンにとっては、記憶は脳の中のどこかにしまわれているという類のものではない。脳は記憶・表象を使用するための器官であっても、記憶・表象を貯蔵してはいない（ベルグソン、一九九九、例えば一七一ページ）。記憶はどこかにあるというたぐいのものではないのだ。そう問うのは、無意味なのだ。

私も、現象としての記憶をどこかの空間内に閉じこめるのを放棄し、それをからだ・脳と環境との不断の交流という文脈に置いた。だが、すべてのことを覚えているかという点については、やはりちょっと自信がない。またすべてを覚えている必要も、論理的にはないのではないかとも思う。幸いなことに、この点については、かの偉大なる「常識人哲学者」バートランド・ラッセルBertrand Russell(1872—1971)が、

「すべてを覚えているなんてことはありえないね」

とにべもなく却下している(Russell, 1992, p101)。節操がない雑食家としては、ここは直感的にラッセル側についておくことにする。

ただし、すべてを覚えているかどうかは別として、重要な点がある。それは、「記憶がその前後

の記憶と膠着している」、そして「これらを時間軸t_1、t_2、t_3……上のディジタル要素m_1、m_2、m_3……というふうに表わすのには意味がない」ということを、もしも認めるのなら、次のように考える必要はなくなるということである。つまり、

「各記憶要素は互いに均等で、そこには価値的差がない」と考える必要はなくなる。ベルクソン時間の中では、物質=イマージュは、べつに互いに同等・同質ではないのである。

さてもしそうなら、いくつかの要素がなんらかの生得的な法則にしたがって、互いに膠着するのを認めることができるようになるかもしれない。つまり、私たちが「ゲシュタルト」を生体の原理的条件として感じるのを、認める道が開けるようになるかもしれない(一五三ページ)。また、「意味」を公に認めることができるわけだから、なぜ単なる物体にすぎない妻や恋人の方が、もう一つの単なる物体にすぎない隣の奥さんよりも大切なのかを、原理的に認める道も開けるかもしれない(五六・五七ページ)。さらに、なぜ一つのできごとは別のできごとより重きをなすのかを(六三ページ)、原理上認めることができるようになるかもしれない。……くり返すが、ベルクソン時間とその構成物イマージュには、私たちが価値と呼んでいるもの、物理化学の世界ではその存在が原理上認められていないものが、あらかじめ含まれているからである。……やはり価値とは、私たちの世界に内在しているものなのであろうか?

……かなり小むずかしくなったと思う。読者の方々も飽きていることだろう。どっちにしても、現時点で私に言えるのはこのあたりまでだから、ここでやめることにしよう。

禅哲学の教え

最後に「東洋回帰」して、本著を終えることにしよう。われらが禅哲学の教えに触れてみることにしたい。というのは禅哲学によると、右のようなベルクソン的考えは、東洋にはとうの昔からあったものらしいからだ。ベルクソンの方が東洋思想に触れていたと、どこかで読んだ記憶がある（出典不明）。

私は高校のとき短期家出をして、鎌倉で禅を組んだことがある。だが足が痛くて悟るどころの騒ぎではなく（運悪く足を捻挫していた！）、数日で家に逃げ帰った。そんな不覚者なので、ここは専門家・井筒俊彦（1914―1993）の議論に全面的に寄りかかることにする。

井筒によると、禅的悟りの境地は、外界のモノのとらえ方が次のように推移することだという（井筒、一九九一、一四三ページ以降）。

「分節（１）→無分節→分節（２）」

そしてこれを具体的に表現したのが、青原惟信という禅師の、
「見山（水）是山（水）」→「見山（水）不是山（水）」→「見山（水）祗是山（水）」
という言葉だという（同一四五ページ）。

このままでは何のことかチンプンカンプンだろうから、以下に井筒の言葉を交えながら、私なりに解説してみる。私に分かった範囲でいえば、どうも次のような事情らしい。

最初の「分節（1）」というのは、モノたちであふれるこの視覚的空間世界を、私たちがごく常識的に受け入れている様子を指す。山や水はこれ山や水である（山（水）是山（水））。つまり言ってみれば、これらの対象は、空間をアプリオリと考えたかの大カント Immanuel Kant(1724—1804) 言ったところの「実体 substance」に裏づけられた（カント、一九六一、Kant, 1990）、しっかりとした「モノ」だということになるようだ。

ところが目を閉じ、音や匂いを受けいれながら瞑想すると、この、しっかりとした「モノ」が世界を構成しているというのは、錯覚なのではないかと疑われてくる。「視覚空間の中（＝あちら）にある対象ー自分の中（＝こちら）にある印象」という区分が不確かになる。ひとつの感覚ともうひとつの感覚との境界も不明瞭になる。つまり実体は消え去る。そして、山や水はもはやこれ山や水にあらず（山（水）不是山（水））、になるわけだ。この状態では、ベルクソンが指摘したように、ひとつの存在（イマージュ）ともうひとつの存在とが、ずーっと切れ目なくつながってしまう。世

界はモノが互いに並列的にならんでいる「空間」などではなくなるのである。禅僧が瞑想のとき目を閉じるのは、視覚世界の錯覚を遮断するためなのだろう。

だが私たちは、この形而上世界から、形而下世界へと戻らざるをえない。なぜなら、形而上世界にいては、私たちは実用生活を営めないからだ。そんなことをしていたらあっという間に車に轢かれて死んでしまう。私たちの実用生活は、モノを中心にして編成されているのだ。だから私たちは形而下世界にもどる。もどるのだが、一度消えた実体まではもどって来ないのである。私たちは、視覚的印象を視覚的印象としては、受け入れる。しかしそれは、もはや存在の唯一の基盤ではなく、存在のひとつのあらわれに過ぎなくなる。だから山や水は、ただこれ山や水になるわけだ（山（水）祗是山（水））。

さて馬鹿にしたりしないで、読者の方々もちょっと真剣に考えてみてほしい。いったいに、電車が走るからレールの軋み音が聞こえるのか？　それともレールの軋み音が聞こえるから電車が走るのか？　経験科学の因果律とはなんなのか？　私たちになぜ、視覚の方が聴覚よりも確からしいといえるのか？　このドグマを捨てたとき、世界がまったく別のものとしてあらわれてくるのを、私たちは認めるべきではないのか？

白状しよう。もし真実性 authenticity を問題にするなら、私は禅的形而上世界観の方に軍配をあげると。だが人間にとっての実用性を問題にするのなら、形而下・科学的世界観の方をつつしんで私は採るのだ。人間以前、いや霊長類以前にもどることができない以上、私たちは視覚・空間世界を優先するほかないからである。

こうして私は形而下にもどった。

本章と全体のまとめ

本章で述べたようなことが「脳科学のアヴァンギャルド＝前衛」なのかどうか。それはそれぞれの読者の判断なり好みなりにおまかせしよう。けれども議論の呈示者としては、この「まとめ」で、少しばかり自分の立場を擁護したいとも思うのだ。

この章の内容が「前衛」かどうかというのは、脳科学にどのような最終目的を負わせるのかに大いによる。脳科学の目的として「実用社会の福祉」を重んじるのであれば、ここで行なった議論は前衛どころか、後退以外の何ものでもない。こころ・感じが脳の内部にあるとするのは無意味、という議論は、唯物経験自然科学としての現代脳科学が到達した成果に、水をかけるようなものだ。事実、さる機会にさる同僚学者から、私はこんなことを言われた。

「それではなんであなたは脳研究をしているの？」

実用性に裏打ちされた形而下科学手法に重きをおく限りにおいて、私は彼女の意見を尊重する。なぜならこの文脈においては、（最近の「脳トレ」ブームが悪典型として示すように）、最終課題は、

「どうすれば頭が良くなるか」

であって、

「頭がよくなるとはどういうことか」

ではないからである。前者の立場にたつかぎり、「頭の中のどこをどのようにいじれば入力―出力の能率が上がるか」を究明するのが、最先端事業なのである。

しかしながら、「実用社会には無用」でも「抽象的価値世界には有用」であることは大いにありうる。自己弁護なのだから言わせてもらうが、本著が目指した「前衛」の本当の意味は、そうは意識しなくとも結果的に実用性のわくに落ち込んでいる脳神経科学を、もう少し全体的な視野の上に置いてみたら、抽象的価値世界にも有用になるのではないか、ということであった。そのために、私ができる範囲で、一番ホットな分野あるいは一番議論の余地がありそうな分野をえらんで紹介しながら、その都度必要な箇所でちらりちらりと疑問をはさみ、最終章でそれらへの一応の（現象学的）回答を与えたわけである。

私事で恐縮だが私の一番古い記憶の一つは、本がむやみにたくさん並んでいる父の本棚を見上げ

ているという場面である。亡父の青雲の志はどうやら職業的小説家になることだったらしく、本棚には日本古典文学大系から石川啄木全集（啄木は父の卒論テーマ）に至るまで、文学書が所狭しと並んでいた。早くから私の第一志望は獣医（または動物学者）であったが、父や兄の影響下、相当に「文学肌」な青少年時代を送ったのは事実である。そんな者にとっては、脳神経生物科学を職業として選んだそもそもの理由が、「実用」からは遠かった。

現段階で私はまだテレパシーを信じていない。しかし、「個々の脳が、それぞれの内部から別個にこころを生み出している（produce/create している）」という図式はおそらく近代の「思潮」の一つであり、視野をやや広く取るかぎり、唯一絶対のドグマとして君臨すべきではないと思っている。私は楽観的二元論者ではないから、精神世界を物質世界から分けようとはしない。だが物質がこころの「原因」であるという立場も取らないのである。おそらくこれらはひとつの同じことなのかもしれない、と今は考える。私たちは新しい語彙を必要としているのかもしれない。

ベルクソンは、物質とこころの中間あたりの存在を示す概念として、「イマージュ」を提案した。だがこの語彙は不明な点が多いし、一般に根づいているとはけっして言えない。将来、すぐれた何者かによって――それは物理学者であろうか、生物学者であろうか、哲学者であろうか――、もっと明瞭な語彙と概念が提出され、いよいよ人類はその歴史的苦悶から解かれる時が来るのかもしれない。……まあもしその時が来ても、私のこのこころは、もうここにはないだろうけれど。

あとがき

本文中で私は「気」について触れた（注5参照）。生理学者で医師のSさんからうかがった話で、気とはまちがいなく存在するもので、これの異常が少なくとも一部の疾病の原因になっている、とのことであった。Sさんは迷信を信じるような人でなく、彼は明白な事実として（英語でいう matter of fact として）、「気はあるものです」とおっしゃっていた。これだけでも私にとっては驚きだったが、最近、これに似て非なる「合気」なるものがあり、それは一部の達人によってのみ可能な武芸であることを知ったときは、もっと驚いた（保江邦夫著『合気開眼』海鳴社、二〇〇八）。

それによると、

「人間を人間たらしめている基本的な非物質的システム」

というものがあって、そのスイッチを切ることがすなわち合気をかけることなのだという。だから「気」と違って、合気は犬には効かない。

スイッチを切られた人は一時的に「人間」でなくなり、だからといって動物にもどることもできず、いともたやすく倒されてしまう。「合気」もどうやら、Sさんの「気」同様、matter of fact として存在するものらしく、驚きはつのるばかりであった。

驚いてばかりもいられないので少し冷静になって考えると、「人間を人間たらしめている基本的な非物質的システム」とは、人間に特有な「構造」にまつわるところの「手順」のようなものであろうかと思いあたる。保江氏ご自身も、これをコンピューターのハードウェアに対するところの基本プログラム(ソフトウェア)に譬えておられるので、当たらずとも遠からずであろうか。そのスイッチを一体どのようにして切るのかは、体得した者だけが知ることで、言語化はされていないらしい。ただ、相手に物理的に触れなければ合気はかからないらしく、またかける側とかけられる側両方の脳波には、ある変化が表れるというから、何らかのエネルギーの伝達のようでもあるが、実体はいまだ不明である。そこでこれはまあとりあえず置いておいて、私は右の人間特有の「構造」「手順」についてちょっと考えてみた。

＊

生物の個体というのは、さまざまな部品からなっているシステムであり、この個体はまた、多数があつまって高次の社会的システムをつくっている。それらはいわば積み木細工のように、お互いがお互いに寄りかかり、お互いの有り様を規定しながら、全体としてある構造をつくりだしているといえる。一個の部品をとり出して隔離しても、とり出された時点でその部品はシステムの一部であることをやめてしまうから、隔離した部品一つ一つによってはシステムについて語ることはできない。これはちょうど脳の一部を切り取ってきても、そこにこころはないのと同じことである。そしてこの構造とそのはたらく手順というものは、物質からなっているけれども非物質的なものである。

構造とその構造のはたらく手順とは、どうしたものか進化の段階でかなりの程度決まっているらしく、人間には人間特有の構造と手順があるようだ。その最たるものは巨大に発達した大脳構造(とくに前頭葉)と、それにまつわる手順であろう。ただしあるシステムの中に新構造が入ってくれば、システム全体のあり方にも影響を与えずにはいられないだろうから、右で言った「人間を人間たらしめている基本的な非物質的システム」とは、巨大な大脳が参入することで到達した、全体的な新しい均衡のことと見た。

具体的方法はわからないが、この均衡を「オフ」状態にされると、人は「頭の中が真っ白」(『合気開眼』による)になり、あらぬ姿勢をとって倒れてしまうらしい。ここで、私のような者にとって興味深いのは、人としての均衡がオフになっても、動物にもどれるわけではないらしいという点だ。

固体発生は系統発生をくりかえす、という考え方が生物学にはあり、これによるとヒトの脳も進化的に古い部分を底に保っており、それに新たな部分が加わることでヒトになったのだ、ということになる。もしそうなら、「人間を人間たらしめている基本的な非物質的システム」をオフにされても、大脳辺縁系や基底核を駆使してトカゲになればよいではないか、そうすれば少なくとも倒されはしないだろうと、不真面目に聞こえるのを承知で私などは思うが、どうやらそれはできないらしいのだ。到達した均衡は新しいもので、爬虫類の均衡だけを残すということはできないのだろう。

*

さてこの合気の考え方にもし従うと、私たちヒトは動物とは別の実存になってしまっていることになる。私は昆虫を薄気味悪く感じるが、これは、彼らはやけに精巧にできているのに何を考えているのか分からないからだと思う。昆虫と意志疎通はできない。しかしもしかしたら私たちは、ペットの犬や猫が何を感じ考えているのかも、実のところは分かっていないのかもしれないのだ。かのウィトゲンシュタインが、「もしライオンがしゃべってもその言語体系は人間のそれとはまったく別物だろうから、われわれには了解不能だろう」といったのは有名な話である（Wittgenstein, 1958, p223)。人間は脳障害や加齢で認知機能が低下し単語を忘れても、文法＝シンタックスだけは最後まで忘れない。構造とそれにまつわる手順は実存に食いこんでいるらしい。

こころは、脳やからだ、それらが関わる環境という全体的システムの中で発生する手順のようなものだ。もしもこのシステムがヒト特有で、ラットにはラットの別物のシステムがあるのだとしたら、実験屋のこちらとしては商売あがったりで大変に困る。だがそんな視点は、まったく別の、それこそ前衛的発想をいざなうものでもあり、興味は尽きないのだ。

引用文献（アルファベット順）

1 Achterberg J, Cooke K, Richards T, Standish LJ, Kozak L, Lake J (2005) Evidence for correlations between distant intentionality and brain function in recipients: a functional magnetic resonance imaging analysis. *J. Alter. Compl. Med.*, **11**, 965-971.

2 Adolphs R, Tranel D, Damasio H, Damasio A (1994) Impaired recognition of emotion in facial expressions following bilateral damage to the human amygdale. *Nature,* **372**, 669-672.

3 Adolphs R, Gosselin F, Buchanan TW, Tranel D, Schyns P, Damasio AR (1995) A mechanism for impaired fear recognition after amygdale damage. *Nature*, **433**, 68-72.

4 Assad WF, Rainer G, Miller EK (2000) Task-specific neural activity in the primate prefrontal cortex. *J. Neurophysiol.*, **84**, 451-459.

5 Bennett MR, Hacker PMS (2003) *Philosophical Foundations of Neuroscience*, Blackwell Publishing, Oxford.

6 ベルクソン『創造的進化』（初出一九〇七年、真方敬道訳）、岩波文庫、一九七九

7 ベルクソン『思想と動くもの』（初出一九三四年、河野与一訳）、岩波文庫、一九九八

8　ベルグソン『物質と記憶』（初出一八九六年、田島節夫訳）、白水社、一九九九
9　ベルクソン『時間と自由』（初出一八八九年、中村文郎訳）、岩波文庫、二〇〇一
10　Brooks R (2001) The relationship between matter and life. *Nature,* **409**, 409-411.
11　Clayton NS, Dickinson A (1998) Episodic-like memory during cache recovery by scrub jays. *Nature*, **395**, 272-274.
12　Dally JM, Emery N, Clayton NS (2006) Food-caching western scrub-jays keep track of who was watching when. *Science,* **312**, 1662-1665.
13　ダマジオ・アントニオR『生存する脳』（田中三彦訳）、講談社、二〇〇〇
14　Depue BE, Curren T, Banich MT (2007) Prefrontal regions orchestrate suppression of emotional memories via a two-phase process. *Science,* **317**, 215-219.
15　Duane TD, Behrendt T (1965) Extrasensory electroencephalographic induction between identical twins. *Science,* **150**, 367.
16　Duncan J, Owen AM (2000) Common regions of the human frontal lobe recruited by diverse cognitive demands. *Trends Neurosci.,* **23**, 475-483.
17　Eccles JC (1989) *Evolution of the Brain: Creation of the Self.* Routledge, London.
18　Eichenbaum H, Cohen NJ (2001) *From Conditioning to Conscious Recollection*, Oxford University Press, New York.
19　Finlay J (2001) Mesoprefrontal dopamine neurons and schizophrenia: role of developmental abnormalities.

Schizophrenia Bull., **27**, 431-442.

20 Freedman DJ, Riesenhuber M, Poggio T, Miller EK (2001) Categorical representation of visual stimuli in the primate prefrontal cortex. *Science,* **291**, 312-316.

21 Funahashi S, Bruce CJ, Goldman-Rakic PS (1989) Mnemonic coding of visual space in the monkey's dorsolateral prefrontal cortex. *J. Neurophysiol.,* **61**, 331-349.

22 Fuster JM (1995) *Memory in the Cerebral Cortex.* A Bradford Book, The MIT Press, MA.

23 Fuster JM (1997) *The Prefrontal Cortex: Anatomy, Physiology, and Neuropsychology of the Frontal Lobe.* Lippincott-Raven (3rd ed), Philadelphia.

24 Fuster JM, Alexander GE (1971) Neuron activity related to short-term memory. *Science,* **173**, 652-654.

25 Fuster JM, Bodner M, Kroger JK (2000) Cross-modal and cross-temporal association in neurons of frontal cortex. *Nature,* **405**, 347-351.

26 Goto Y, Otani S, Grace AA (2007) *The Ying and Yang of dopamine release* : a new perspective. *Neuropharmacol.*, **53** ,583—587

27 Herry C, Garcia R (2002) Prefrontal cortex long-term potentiation, but not long-term depression, is associated with the maintenance of extinction of learned fear in mice. *J. Neurosci.*, **22**, 577-583.

28 Hochberg LR, Serruya MD, Friehs GM, Mukand JA, Saleh M, Caplan AH, Branner A, Chen D, Penn RD, Donoghue JP (2006) Neural ensemble control of prosthetic devices by a human with tetraplegia. *Nature,* **442**, 164-171.

29 Hobson A (2004) A model for madness? *Nature,* **430**, 21.

30 Izhikevich EM (2007) Solving the distal reward problem through linkage of STDP and dopamine signaling. *Cereb. Cortex,* **17**, 2443-2452.

31 井筒俊彦『意識と本質』岩波文庫、一九九一

32 ユングＣＧ・パウリＷ『自然現象と心の構造』(河合隼雄、村上陽一郎訳)、海鳴社、一九七六 (Jung CG, Pauli W (1955) *The Interpretation of Nature and The Psyche*, Bollingen Foundation Inc., New York).

33 Kalitzin S, Suuffczynski P (2003) Comments on Correlations between brain electrical activities of two spatially separated human subjects. *Neurosci. Lett.,* **350**, 193-194.

34 カント『純粋理性批判(上・中・下)』(一七八七年版、篠田英雄訳)、岩波文庫、一九六一

35 Kant I (1990) *Critique of Pure Reason* (translated by JMD Meiklejohn, first published 1781), Prometheus Books, New York.

36 Keil A, Muler MM, Ray WJ, Gruber T, Elbert T (1999) Human gamma band activity and perception of a Gestalt. *J. Neurosci.,* **15,** 7152-7161.

37 Kolb B, Cioe J (2004) *Organization and plasticity of the prefrontal cortex of the rat, in prefrontal Cortex: from Synaptic Plasticity to Cognition* (S. Otani ed), pp2-32, Springer, Boston

38 Kolb B, Whishaw IQ (1990) *Fundamentals of Human Neuropsychology*. (3rd edition) W.H. Freeman and Company, New York.

39 Kolomiets B, Marzo A, Caboche J, Vanhoutte P, Otani S (2008) *An optimal level of background dopamine*

facilitates long-term potentiation in rat prefrontal cortex through postsynaptic activation of extracellular signal-regulated kinases. (submitted)

40 Lewis DA, Gonzalez-Burgos G (2006) Pathophysiologically based treatment interventions in schizophrenia. *Nature Med.,* **12**, 1016-1022.

41 Maren S, Aharonov G, Stote DL, Fanselow MS (1996) N-methyl-d-aspartate receptors in the basolateral amygdala are required for both acquisition and expression of the conditional fear in rats. *Behav. Neurosci.,* **110**, 1365-1374.

42 Marks D (1981) Sensory cues invalidate remote viewing experiments. *Nature,* **292**, 177.

43 Marks D, Kammann R (1978) Information transmission in remote viewing experiments. *Nature,* **274**, 680-681.

44 McKernan MG, Shinnick-Gallagher P (1997) Fear conditioning induces a lasting potentiation of synaptic currents in vitro. *Nature,* **390**, 607-611.

45 Meck WH (1996) Neuropharmacology of timing and time perception. *Cogn Brain Res.,***3**, 227-242.

46 Merleau-Ponty M (1963) *The Structure of Behavior* (translated by AL Fisher, first pubslished 1942), Duquesne University Press, Pittsburgh.

47 Milad MR, Quirk GJ (2002) Neurons in medial prefrontal cortex signal memory for fear extinction. *Nature,* **420**, 70-74.

48 Miller G (2004) Learning to forget. *Science,* **304**, 34-36.

49 Musallam S, Corneil BD, Greger B, Scherberger H, Andersen RA (2004) Cognitive control signals for neural

prosthetics. *Science,* **305**, 258-262.

50 Mussa-Ivaldi S (2000) Real brains for real robot. *Nature,* **408**, 305-306.

51 Nicolelis MAL (2001) Actions from thoughts. *Nature,* **409**, 403-407.

52 ノーレットランダーシュ・トール『ユーザーイルージョン』（柴田裕之訳）紀伊國屋書店、二〇〇二

53 Okuda J, Fujii T, Ohtake H, Tsukiura T, Tanji K, Suzuki K, Kawashima R, Fukuda H, Itoh M, Yamadori A (2003) Thinking of the future and past: the roles of the frontal pole and the medial temporal lobes. *Neuroimage,* **19**, 1369-1380.

54 大森荘蔵『知の構築とその呪縛』ちくま学芸文庫、一九九四

55 大谷悟『みちくさ生物哲学』海鳴社、二〇〇〇

56 Otani S (2002) Memory trace in prefrontal cortex: theory for the cognitive switch. *Biol. Rev. Cam. Phil. Soc*. **77**. 563-577.

57 Otani S (2003) Prefrontal cortex function, quasi-physiological stimuli, and synaptic plasticity. *J. Physiol.* (Paris), **97**, 423-430.

58 Pastalkova E, Serrano P, Pinkhasova D, Wallace E, Fenton AA, Sacktor TC (2006) Storage of spatial information by the maintenance mechanism of LTP. *Science* **313** 1141-1144.

59 Puthoff H, Targ R (1981) Rebuttal of criticisms of remote viewing experiments. *Nature,* **292**, 388.

60 Quirk G, Russo GK, Barron JL, Lebron K (2000) The role of ventromedial prefrontal cortex in the recovery

of extinguished fear. *J. Neuroscience,* **20**, 6225-6231.

61 Raby CR, Alexis DM, Dickinson A, Clayton NS (2007) Planning for the future by western scrubjays. *Nature,* **445**, 919-921.

62 Radin DI (2004) Event-related electroencephalographic correlations between isolated human subjects. *J. Altern. Compl. Med.,* **10**, 315-323.

63 Rogan MT, Staubli UV, LeDoux JE (1997) Fear conditioning induces associative long-term potentiation in the amygdale. *Nature,* **390**, 604-607.

64 Rolls ET (2000) Memory systems in the brain. *Annu. Rev. Psychol.,* **51**, 599-630.

65 Runyan JD, Moore AN, Dash PK (2004) A role for prefrontal cortex in memory storage for trace fear conditioning. *J. Neurosci.*, **24**, 1288-1295.

66 Russell B (1992) *An Inquiry into Meaning and Truth* (first published 1950), Routledge, London.

67 Sartre J-P (1965) *La transcendance de l'Ego* (first written 1934), J. Vrin, Mayenne France.

68 Sawaguchi T, Goldman-Rakic PS (1991) D1 dopamine receptors in prefrontal cortex: involvement in working memory. *Science,* **251**, 947-950.

69 Schmidt S, Schneider R, Utts J, Walach H (2004) Distant intentionality and the feeling of being stared at: two meta-analyses. *Br. J. Psychol.*, **95**, 235-247.

70 Shema R, Sacktor TC, Dudai Y (2007) Rapid erasure of long-term memory associations in the cortex by an inhibitor of PKMζ. *Science,* **317**, 951-953.

71 Smith EE, Jonides J (1999) Storage and executive processes in the frontal lobes. *Science,* **283**, 1657-1661.

72 Standish LJ, Kozak L, Johnson LC, Richards T (2004) Electroencephalographic evidence of correlated event-related signals between the brains of spatially and sensory isolated human subjects. *J. Altern. Compl. Med.,* **10**, 307-314.

73 Targ R, Puthoff H (1974) Information transmission under conditions of sensory shielding. *Nature,* **251**, 602-607.

74 Tart CT (1965) More on extrasensory induction of brain waves. *Science,* **151**, 28.

75 Tart CT, Puthoff HE, Targ R (1980) Information transmission in remote viewing experiments. *Nature,* **284**, 191.

76 Tayler DM, Helms Tillery SI, Schwartz AB (2002) Direct cortical control of 3D neuroprosthetic devices. *Science,* **296**, 1829-1832.

77 Touzani K, Puthanveettil SV, Kandel ER (2007) Consolidation of learning strategies during spatial working memory task requires protein synthesis in the prefrontal cortex. *Proc. Natl. Acad. Sci. USA,* **104**, 5632-5637.

78 Tulving E (2002) Episodic memory: from mind to brain. *Annu. Rev. Psychol.,* **53**, 1-25.

79 von Bohlem und Halback O, Dermietzel R (2006) *Neurotransmitters and Neuromodulators,* Wiley-VCH, Weinheim, Germany.

80 Wackermann J (2003) Correlations between brain electrical activities of two spatially separated human subjects. Reply to the commentary by S. Kalitzin and P. Suuffczynski. *Neurosci. Lett.,* **350**, 194.

81 Wackermann J, Seiter C, Keibel H, Walach H (2003) Correlations between brain electrical activities

of two spatially separated human subjects. *Neurosci. Lett.*, **336**, 60-64.

82 Wallis JD, Anderson KC, Miller EK (2001) Single neurons in prefrontal cortex encode abstract rules. *Nature*, **411**, 953-956.

83 Weickert CS, Webster MJ, Gondipalli P, Rothmond D, Fatula RJ, Herman MM, Kleiman JE, Akil M (2007) Posnatal alterations in dopaminergic markers in the human prefrontal cortex. *Neuroscience*, **144**, 1109-1119.

84 Wessberg J, Stambaugh CR, Kralik JD, Beck PD, Laubach M, Chapin JK, Kim J, Biggs SJ, Srinivasan MA, Nicolelis MAL (2000) Real-time prediction of hand trajectory by ensembles of cortical neurons in primates. *Nature*, **408**, 361-365.

85 Wickelgren I (2004) Monkey see, monkey think about doing. *Science*, **305**, 162-163.

86 Williams GV, Goldman-Rakic PS (1995) Modulation of memory fields by dopamine D1 receptors in prefrontal cortex. *Nature*, **376**, 572-575.

87 Wittgenstein L (1958) *Philosophical Investigations* (2nd edition, translated by GEM Anscombe; first published 1953), Blackwell Publishers, Oxford.

88 Wittgenstein L (1969) *The Blue and Brown Books* (2nd edition; first published 1958), Blackwell Publishers, Oxford.

89 Wolpaw JR, McFarland DJ (2004) Control of a two-dimentional movement signal by a noninvasive brain-computer interface in humans. *Proc. Natl. Acad. Sci. USA*, **101**, 17849-17854.

90 保江邦夫『合気開眼』海鳴社、二〇〇八

著者：大谷　悟（おおたに　さとる）

1961年埼玉県大宮市(現さいたま市)生まれ。

1983年北海道大学獣医学部卒業。

1989年ニュージーランド・オタゴ大学大学院博士課程修了(心理学・神経科学)。同年より、フランス国立衛生医学研究機構(INSERM)第29ユニット(パリ)、バージニア大学神経外科学部、ロッシュ分子生物学研究所(ニュージャージー州)、パリ第11大学理学部で研究。1997年INSERM上級研究官試験合格。現在パリ第6大学(ピエール・エ・マリー・キュリー大学)神経生物学研究所・神経可塑性グループリーダー。

著書:『みちくさ生物哲学』(海鳴社, 2000: 第18回渋沢クローデル賞特別賞)、*Prefrontal Cortex: from Synaptic Plasticity to Cognition*(編著、Springer、2004)、『ニューロンの生理学』(共訳、京大出版会、2008)。

心はどこまで脳にあるか
——脳科学の最前線——
2008年7月10日　第1刷発行

発行所：㈱海鳴社　http://www.kaimeisha.com/
〒101-0065　東京都千代田区西神田2－4－6
Eメール：kaimei@d8.dion.ne.jp
TEL：03-3262-1967　FAX：03-3234-3643

発行人：辻　信行
組　版：海鳴社
印刷・製本：モリモト印刷

出版社コード：1097

ISBN 978-4-87525-253-5